健身走　健身跑

李艳艳　编著

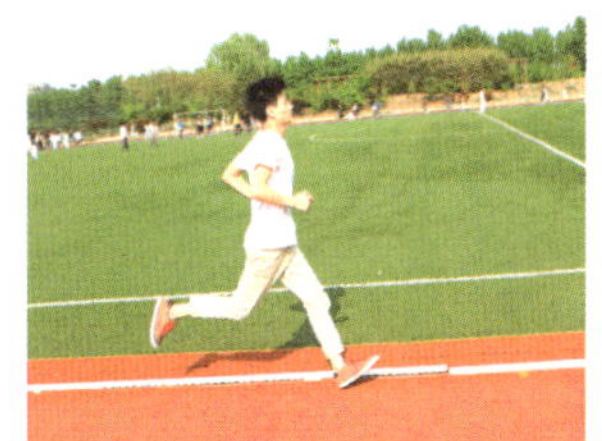

吉林文史出版社

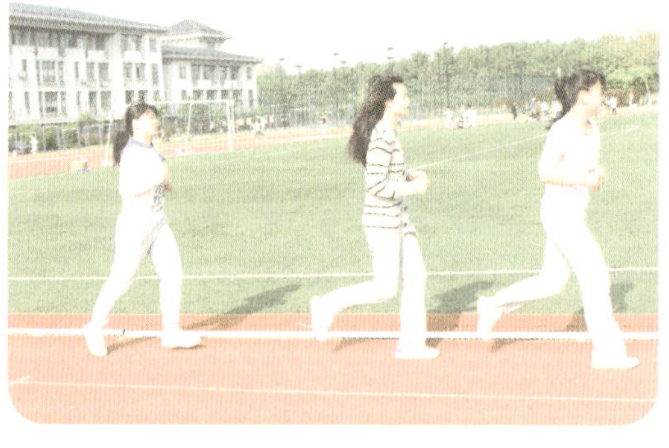

目录

第一章　何谓健身走、健身跑

第二章　体育锻炼对人体健康的影响

第三章　锻炼前后的一些准备工作

第四章　健身走、健身跑的具体方法

第五章　今天你运动了吗

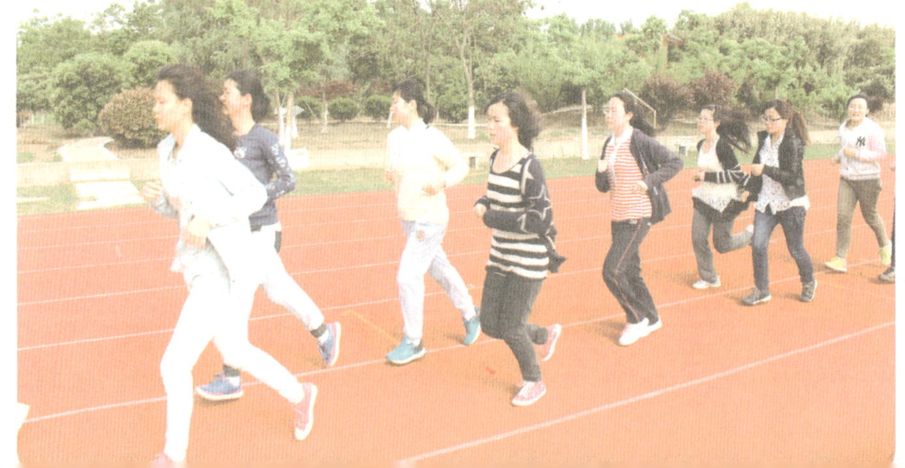

第一章

何谓健身走、健身跑

健身走、健身跑的起源与发展

❖ 健身走、健身跑的含义

健身走、健身跑是一种简单的运动，是有氧运动的一种锻炼方式，两者统称为慢跑，其特点是运动时间长、速度慢、运动距离远，属于有氧运动项目。它的技术含量低，非常容易掌握，而且参加人群广泛，不受年龄性别影响，老少皆可，不受场地、运动器材等因素的限制，可以在公路、林间、公园、小径、河边、田野等地锻炼。广泛应用于我国基层群众之中，备受广大群众喜爱。

❖ 起源与发展

健身走、健身跑是近几年来最盛行的有氧运动之一，我们所说的有氧运动，是指人体在进行锻炼时氧气能够得到充分的供给，简而言之，即体内的氧气供应可以达到一种平衡的状态，达到人体自然需求的状态，以使人体生理趋于平衡。其特点是强度低、持续时

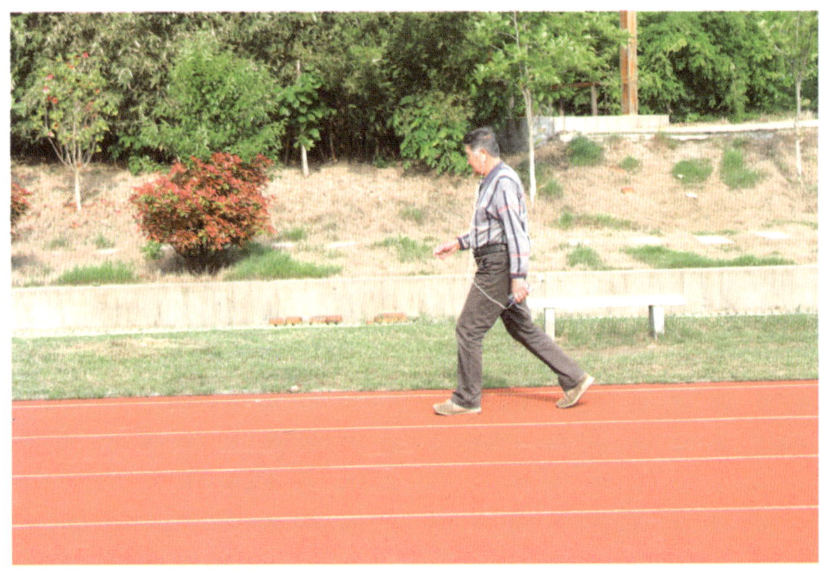

间长、有节奏、有规律。常见的有氧运动项目有:滑冰、太极拳、慢跑、快走、游泳、跳舞等。而健身走、健身跑是有氧运动项目中难度低、要求简单、易于开展的项目之一，深受广大人民群众欢迎。

健身走、健身跑是在走、跑的基础之上结合了有氧运动理论而形成的一种运动模式。“有氧运动法”是美国运动医学博士库珀历时多年研究的成果。他在这个理论中指出，人体在通过长期的耐力运动后可以改善体内的血液循环系统和呼吸系统，从而提高心肺功能，促使体内各器官能够完全适应在运动状态下的氧气供应，进而达到身体氧气的供给平衡，维持最佳的运动状态。而人们又把走、跑与库珀创造的“有氧运动法”相结合，产生了我们现在熟知的两种健身模式——健身走与健身跑。健身走与健身跑因为自身具有运动强度适中、轻松自如、易于掌握、运动成本低、不受运动场地限制的优越特征，在人民大众之间迅速流行，并成为全民健身普遍采用的一种健身方法。

在全民健身的发展过程中，健身走与健身跑的风格也日趋多样

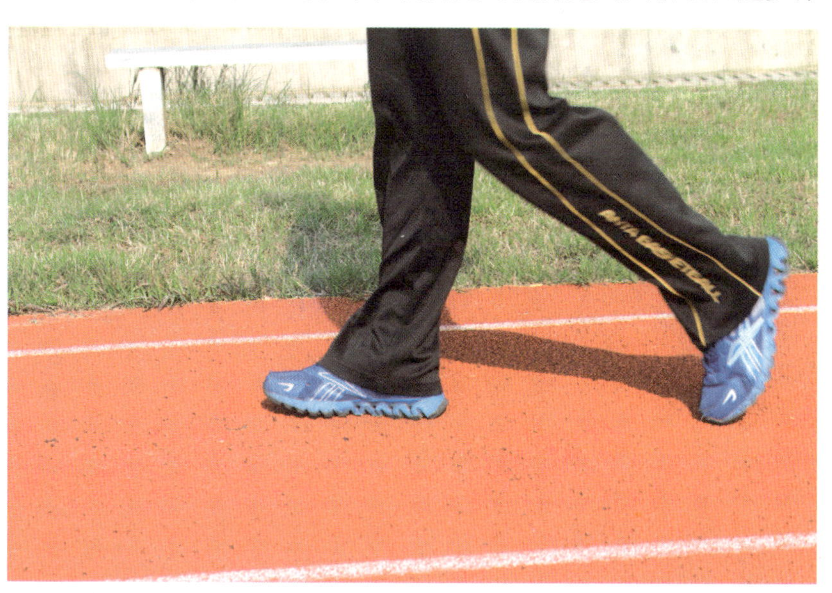

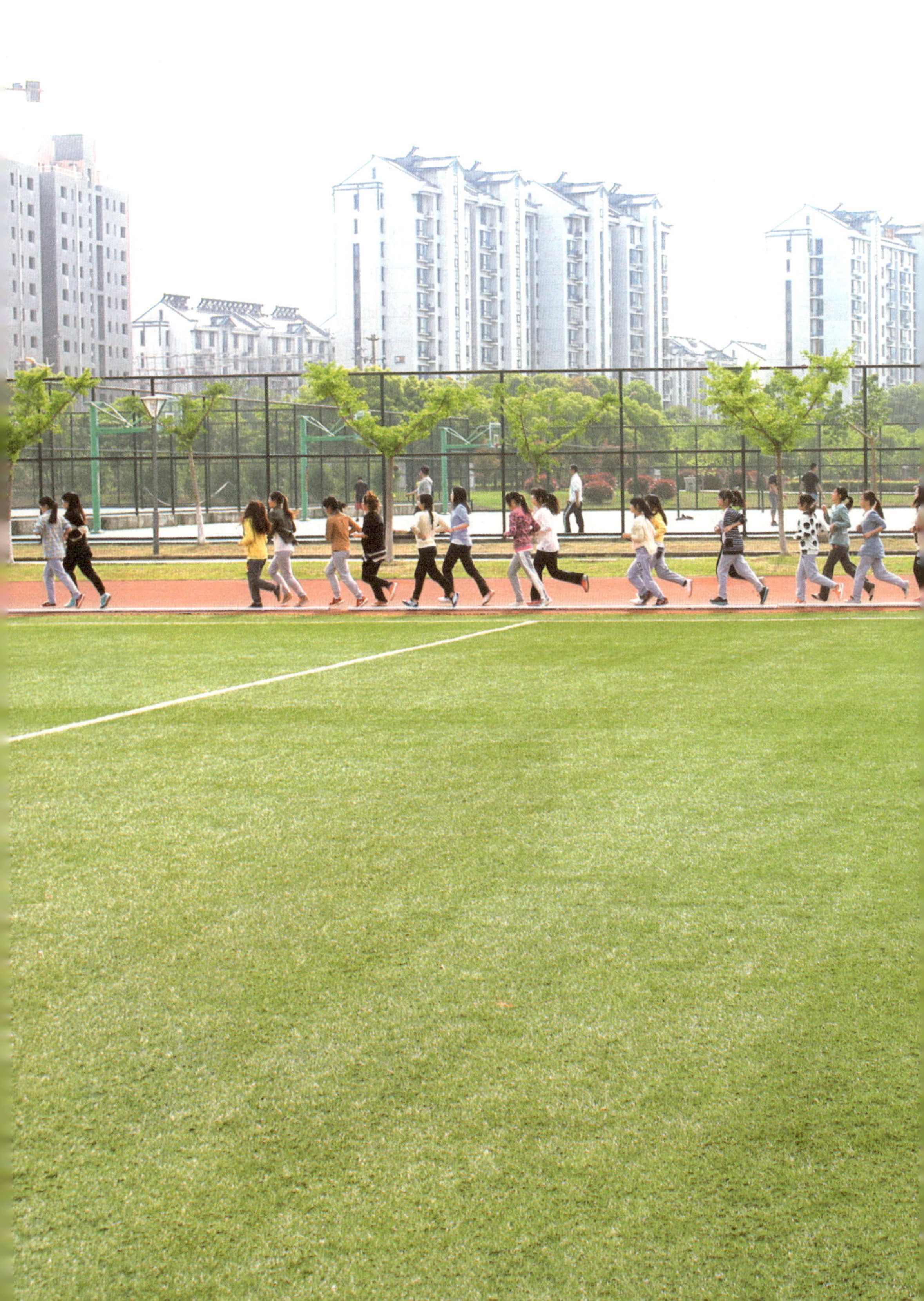

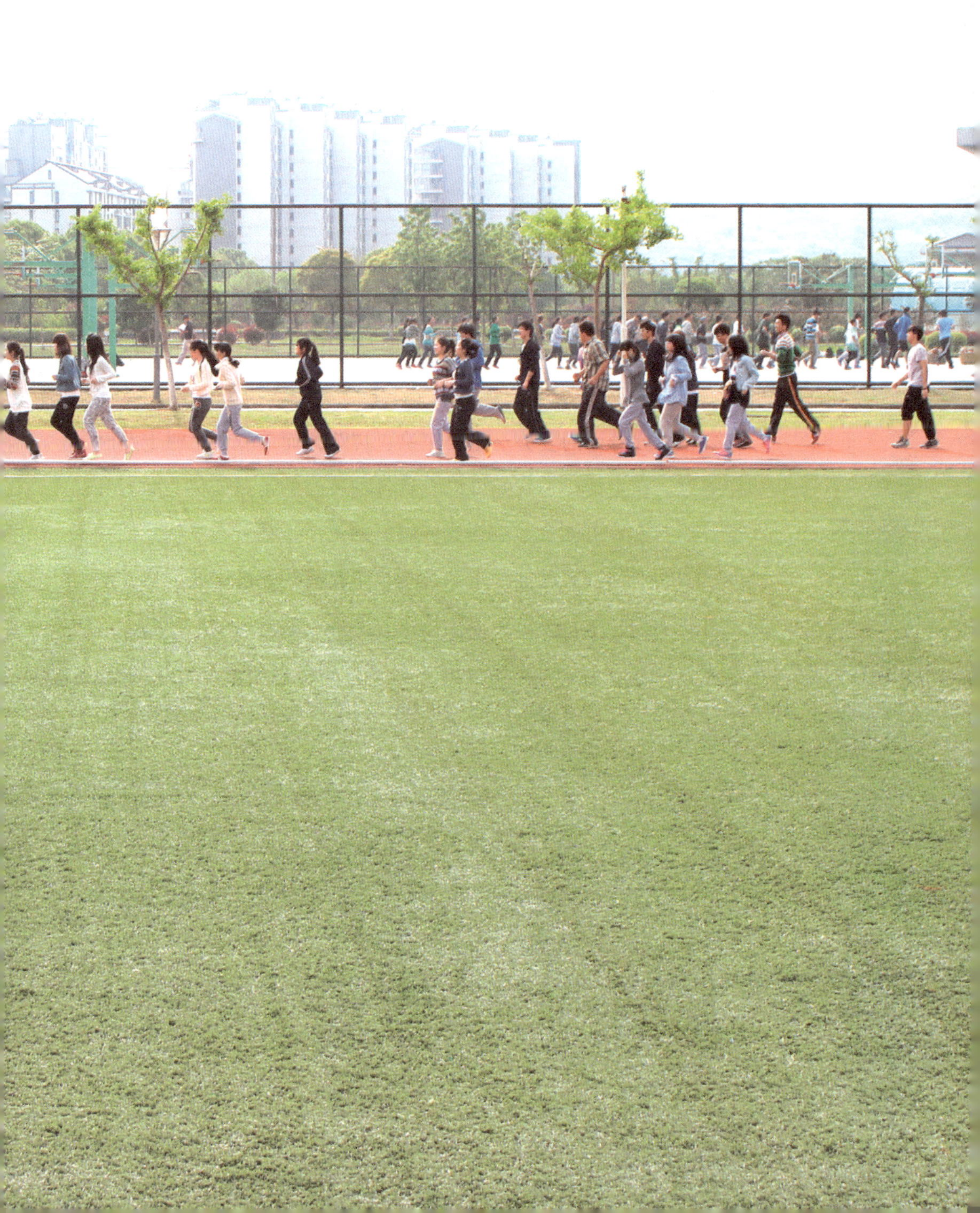

化，除了慢跑快走之外，还出现了踏石走、赤脚走和水中跑等形式，使得健身走与健身跑呈现出丰富多彩的运动形态。虽然健身走、健身跑的运动形式多种多样，但其基本的动作要领、动作规则、注意事项要求都是大同小异的，所以我们在锻炼过程中不会受到繁文缛节的影响，锻炼起来更加轻松自然。

健身走、健身跑的特点

❖ 健身走的特点

健身走是在正常走路之上衍生出来的一种运动方法，因此它的特点也比较容易掌握。健身走主要有以下几方面的特点及注意事项。

第一，健身走的姿势一定要正确、规范，而不能像平时走路时那样随意。在生活中，我们可以看到各种各样的走路姿势。而有些随意自如的姿势可能会影响到我们以后的生活，甚至影响到我们在别人眼中的形象。因此健身走的第一步是要有规范的走路姿势，健身走时要手脚并用，尽可能地把身体各个部位的肌肉组织都调动起来，让身体充分活动开，这样会让人感觉到更有精力、更具活力。走路的姿势是健身走锻炼的基本要素，也是我们开始有氧锻炼的第一步。

第二，健身走时要注意走路的节奏。大多数人在走路的时候没有节奏，走得潇洒自在，而这种走路节奏使人体处于完全放松的状态，而这种状态对我们的身体健康根本起不到什么作用。因此我们在健身走的锻炼过程中，要让自己体内充满豪气，就像军人一样，只有像军人一样迈步向前，我们才会感觉到运动时的节奏，才会有锻炼

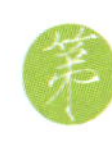
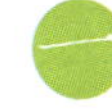
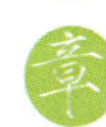

下去的信心，才会让自己在愉快的锻炼中提高身体健康水平。

第三，在健身走锻炼过程中要注意三点：定时、定量、定度。所谓定时就是要有固定的锻炼时间，一般情况下最佳的锻炼时间是在下午 5 点到晚上 9 点之间，所以我们应该先给自己选择一个合适的锻炼时间。定时的锻炼不仅会让我们形成一个良好的锻炼习惯，而且有利于控制疾病的发生，比如，一些常见的高血压、高血糖等疾病。所谓定量就是给自己规定一个适度的锻炼程度，选择每天走 1000 米就走 1000 米，不能今天走 1000 米，明天走 500 米，后天又走 300 米，这样不固定地走，没有规律的锻炼也不会达到我们预期的锻炼效果。所谓定度即给自己选择一个锻炼强度，要按照一个标准锻炼下去，不能今天慢走，明天快走，后天又小跑，这样的锻炼依然达不到好的效果。规范做法是一段时间内用同一种强度锻炼，等到练习 1~3 个月后感觉轻松自如、习以为常的时候再换个锻炼强度进行锻炼。这三个量是我们在健身走过程中需要坚持做到的，也是我们要遵循的基本原则。

健身走锻炼要点：

1. 健身走时一定要挺胸抬头，腰背挺直，两脚向前，向前的每一步脚趾都要用力，行走时要加大摆臂幅度，尽可能让全身肌肉都参与其中。人体有一半的血管在下半身，当大部分肌肉参与到其中时，肌肉对血管的挤压就会降低，从而有利于血液循环。

2. 健身走时要用力，这样可以减轻自身压力，增强下肢锻炼力度。人体一半的肌肉、血液、经脉都在下半身，因此用力走有利于刺激神经，按摩经络，调节血脂血糖，提高人体免疫功能。

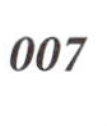

3. 掌握锻炼时间，一般在下午 3 点到晚上 9 点之间，坚持固定时间锻炼有利于形成良好的习惯。这个时间段也是空气质量较好的

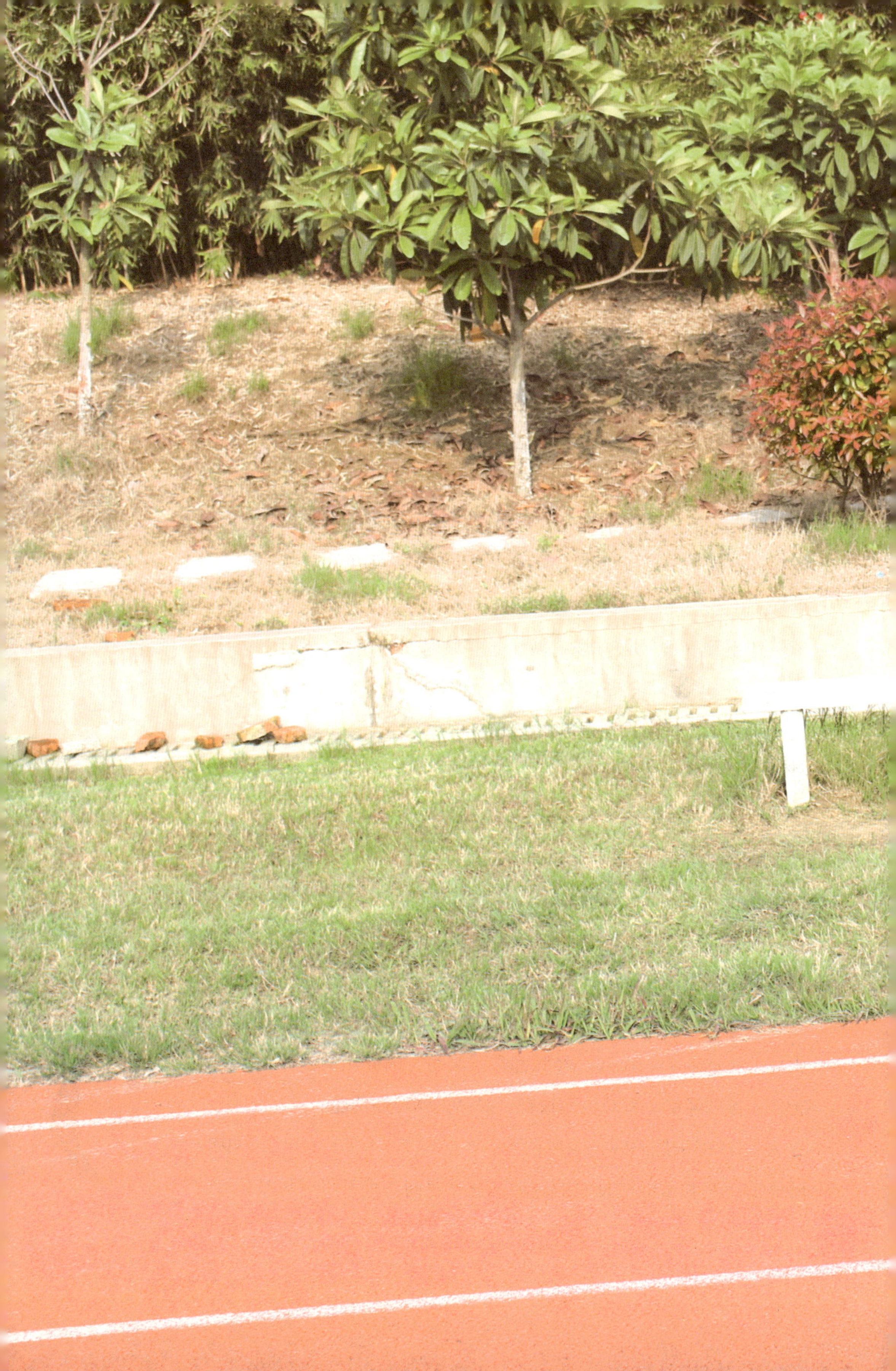

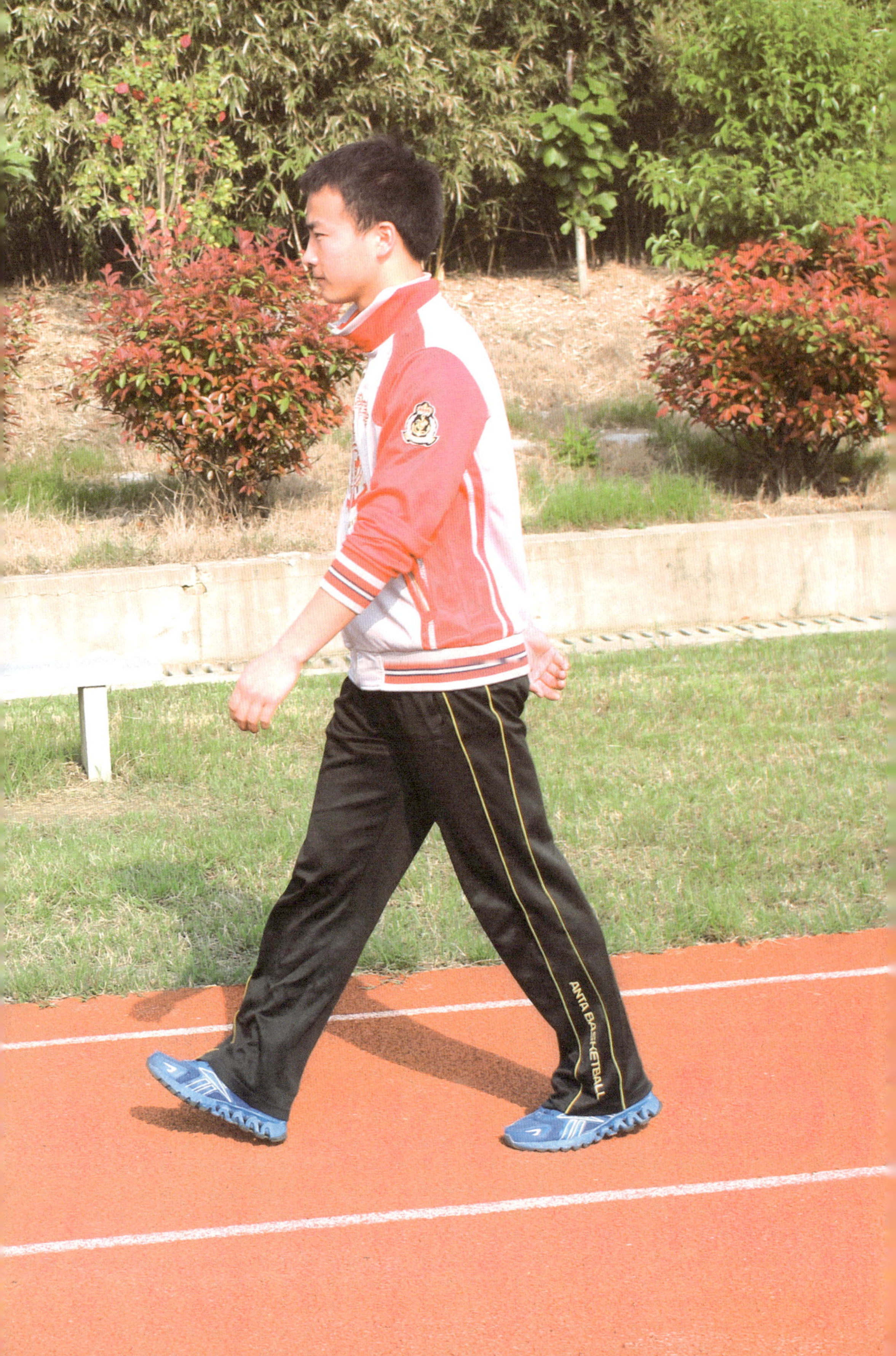
ANTA

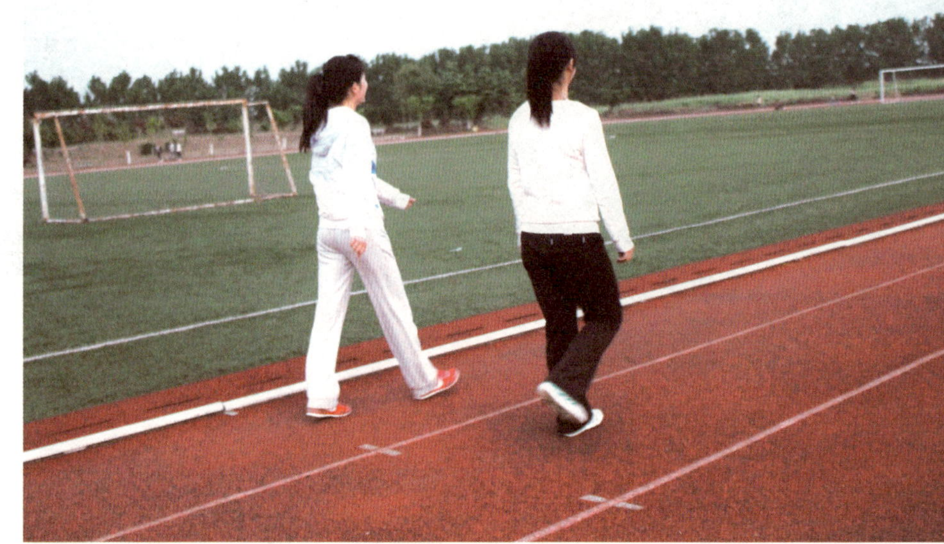

时间段，因此我们要选择固定的锻炼时间并坚持下去。

4. 选择锻炼路程，即锻炼幅度。一般情况下，刚开始锻炼时我们可以选择在 1000~3000 米之间的距离进行锻炼，也可以根据自身情况选择锻炼幅度。

5. 锻炼强度及周期，初次练习时要适中，节奏可以稍微放慢。锻炼周期一般在 1~3 个月。

❖ 健身跑的特点

健身跑是一种类似于跑步的健身运动，它是一种以慢跑和快走为主的健身运动。其运动形态比较简单，不拘泥于场地环境的限制，每个人都可以根据自己周边的环境进行锻炼，它是一种非常行之有效的有氧运动。

健身跑的特点是：慢、远、长，即速度要慢、距离要远、时间要长。

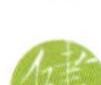

慢的特点可以适应于不同人群，跑步的时候速度慢而稳，不仅能保持身体的平稳性，而且可以有效地控制身体各关节的运动方向，还能在运动中协调自身的体力，可以整体把握自身的体格状况，可以很好地预防运动过程中的突发情况。远也就是所谓的距离，简单而言，就是一个量，运动只有达到一定的量才能起到作用，当量的积累达到一定程度，健康状况就会发生质的飞跃，所以我们在锻炼过程中一定要把握好量，给自己定的目标一定要适中，不能太大也不能太小，量过大不仅会造成体力不支，而且极容易发生脱水甚至虚脱的现象，而运动量小也就没什么作用可言。长是指时间上的长，时间长是为了能够有效地控制自己的速度，不能说 1000 米的距离我用三四分钟就跑完了，那就不叫健身跑了，可以去参加比赛了。时间长是为了控制我们的速度，只有速度控制适中，才能让身体各个部位充分预热，达到运动的温热状态，同样在跑步的过程中也不能忽慢忽快，那样会让身体一会儿剧烈，一会儿松弛，会使身体处于两种极端状态，不仅不利于身体锻炼，而且还会损害健康。因此我们在锻炼过程中要把握好健身跑的三个要素。

健身跑的特点不仅体现在慢、远、长这三方面，而且还体现在它的运动特点和健身特点上。运动特点在具体运动步骤中会体现出来，而健身特点主要表现在健身作用方面。健身跑早已经在人群中产生巨大的效应，目前健身跑已经成为人们生活的一部分，健身跑不仅有利于提高人体对疾病的抵御能力，刺激人体血液循环，加速人体的新陈代谢，而且在精神方面，有利于帮助人们缓解工作和学习的压力，提高人们对美好生活的向往和追求。

在健身跑的过程中，一定要把握好具体的要领，初次跑步者一定要选择好跑步地点，一般情况下，选择自己经常活动的地点和自

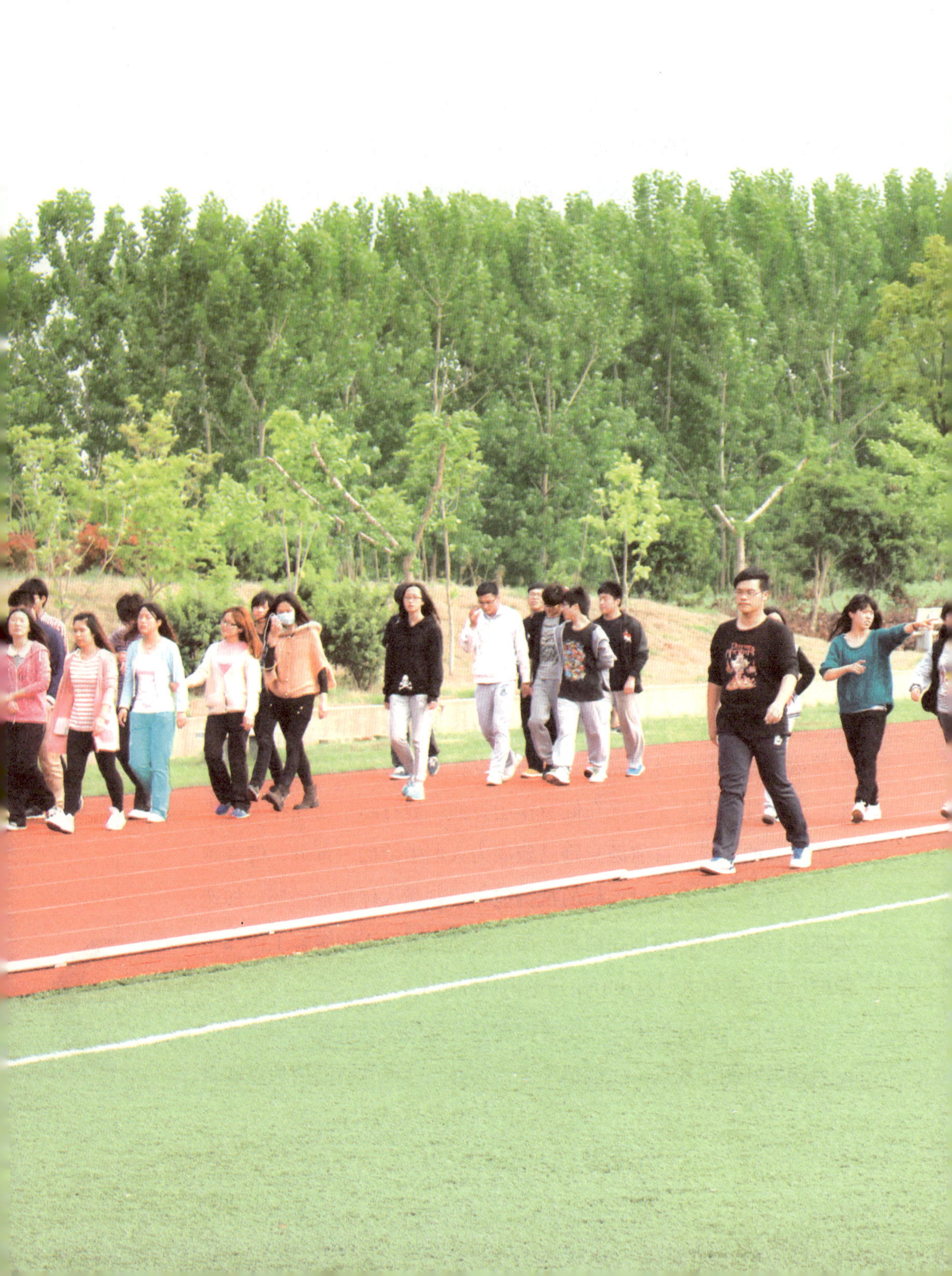

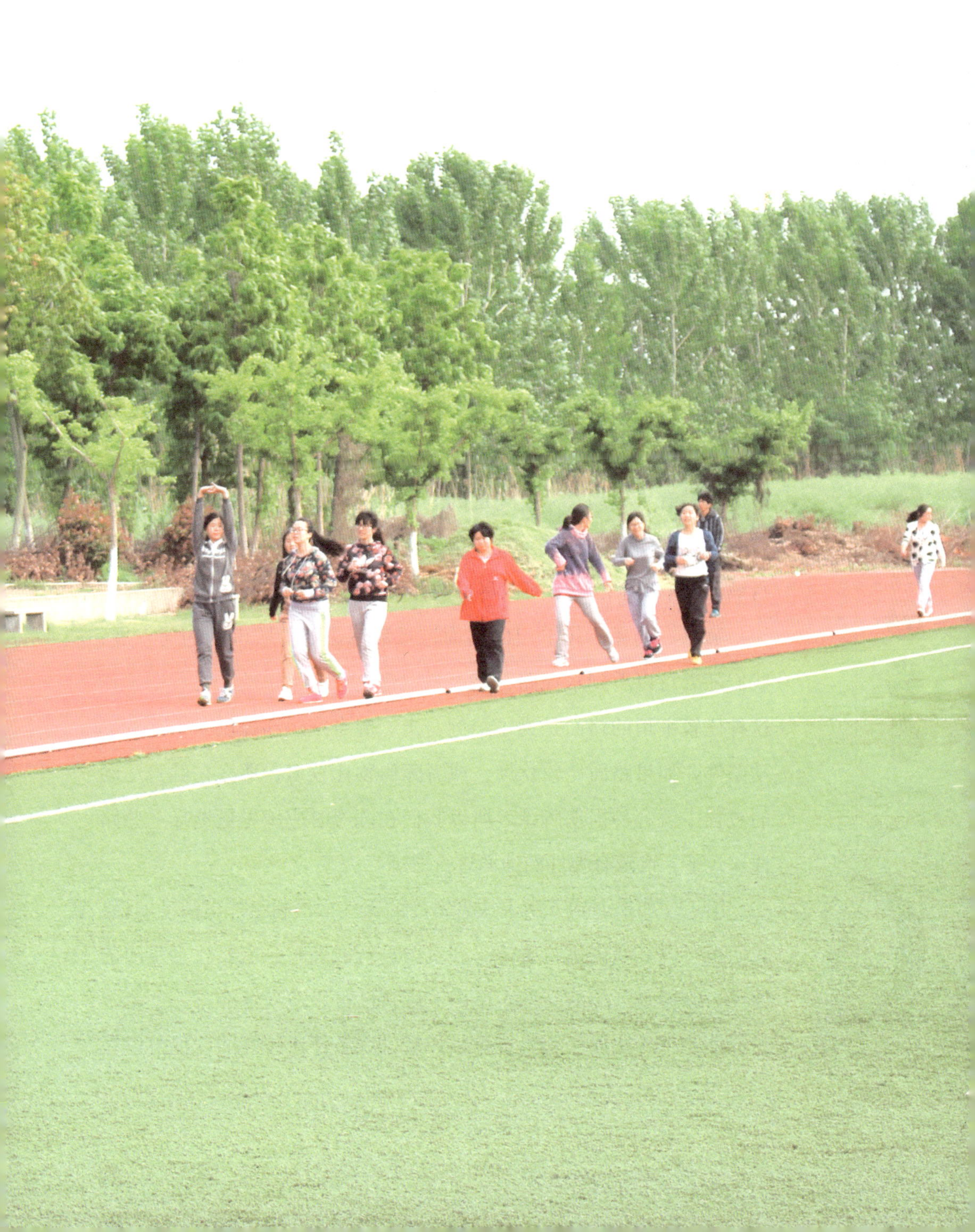

己熟悉的地方，跑步时一定要稳、慢，切忌急促慌忙地跑步。跑步的时候脚步要轻盈有力，富有弹性，要掌握好脚掌的着力点，上身在运动的时候尽量保持平稳。

健身走、健身跑的场地、装备要求

健身走、健身跑运动是一种比较简单的运动，对于场地来说没有固定的要求，不需要我们去专门的训练场地进行锻炼，所以在日常生活中就可以进行。当然，要想使锻炼更加有效、更加安全，那么我们在选择场地的时候需要注意以下几方面：

第一，选择比较安静的地方进行锻炼，尽量不要在马路边或人员流动比较大的地方进行锻炼。首先如果练习的地方紧邻马路，那么汽车尾气排放量就比较大，环境污染比较严重，而我们所进行的锻炼又是有氧运动，需要充足的氧气供应，如果在这样的地方运动就会对我们的肺和呼吸系统产生不良影响，并且在这样的环境中进行锻炼也不利于健康。所以尽量选择人少空气好的地方进行锻炼。

第二，选择比较平坦的路面进行锻炼。随着城市的加速发展，我们随处可以看到水泥路，路面基本都是比较平坦的。之所以选择这种比较平坦的路面是为了给健身走、健身跑运动提供一个好的运动条件，如果路面比较坎坷，或者障碍物比较多，那么在健身运动的过程中就容易损伤脚踝。所以我们在练习时应该尽量选择一些路面比较平、比较有弹性的地面进行锻炼。

第三，如果遇到下雨天或者寒冷的天气，不利于外出活动的话，我们也可以在室内进行锻炼。在室内进行锻炼时一定要注意室内的通风，保持空气的清新度，室内锻炼自己可以适当地准备一些基本的锻炼器材，比如，跑步垫等，如果家庭条件比较好的，也可以在

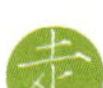

跑步机上进行锻炼，把跑步机的速度调成我们进行健身走、健身跑的速度，这样就可以更好地进行有氧锻炼。

对于健身走、健身跑装备的准备，主要注意以下几方面：

1. 注意着装，尽量穿一些比较休闲宽松的衣服，一般以运动装为主，这样的衣服一般吸水通风能力比较好，可以很好地让身体所排出的汗液蒸发，让身体的体温保持稳定，更加有利于我们的锻炼。另外要选择那些质地比较柔软、弹性比较好的鞋子，这样可以起到保护脚的作用。

2. 在训练的过程中，尽量不要佩戴太多的东西，首饰、耳环等配饰都可以暂时地存放起来，做到轻松锻炼。

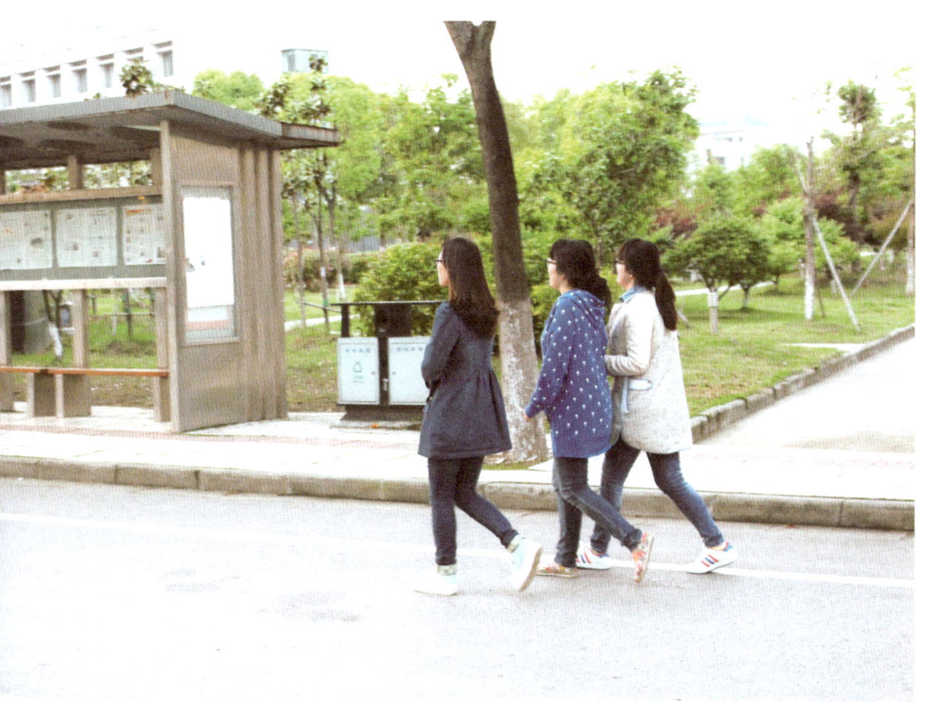

3. 在户外运动时，要穿一件比较宽松的外套，在锻炼中可以脱掉，锻炼后及时穿上，防止感冒的发生，尤其是在秋冬季节，更应该注意。

另外在健身走、健身跑锻炼前要做适当的准备活动，让身体有个适应的过程，在跑步前准备足量的水，能够及时补充水分。

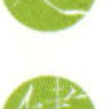

第二章

体育锻炼对人体健康的影响

人体各阶段的健康状况

健康是人得以生存的基础，是我们进行所有社会活动的基本要求。而我们日常生活中对自己的健康往往又疏于调养，使得人体每个阶段都会有一些健康问题存在，其实这些问题只要我们平时加以关注是可以解决的，那么各个阶段的人该注意哪些健康方面的问题呢？又该如何在平时的生活中预防疾病的产生呢？下面为大家简单介绍一下人在每个阶段应该注意预防的疾病，以及在日常生活中该如何保持我们自身的健康。

❖ 10岁以下的儿童

儿童的身体处在发育阶段，各个身体器官尚不成熟，容易受到周围环境的影响，再加上自身免疫力比较弱，很容易造成疾病的发生。因此，对10周岁以下的儿童，家人一定要多用心呵护，主要注意以

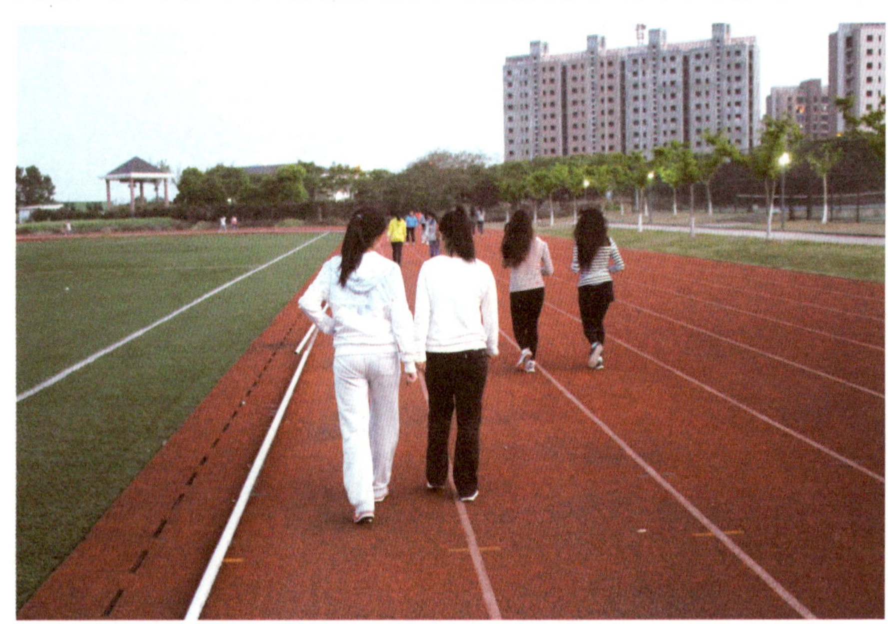

下几个健康方面的问题：

1. 定期去医院进行疫苗接种。世界各国的人们都在孩子小的时候做各种疫苗接种，因为疫苗已经经过专家验证并且进行临床试验，不仅不会对人体的免疫系统造成破坏，而且可以起到预防疾病的作用。

2. 定期体检。对于儿童的体检主要侧重点在于身体的发育情况以及身体所含的营养物质是否充足，体内是否缺乏铁、锌等元素，听力、视力、体重等是否在正常的范围之内。只要了解这些就可以了，如果有问题了根据医生的建议具体解决就可以。

❖ 10~20岁之间的青少年

这个阶段的青少年仍然处于生长阶段，身体渐趋成熟，也逐渐形成自己独特的思想意识，所以这个阶段的青少年不仅要注意身体健康，而且还要注意心理健康。尤其重要的是要让青少年养成良好

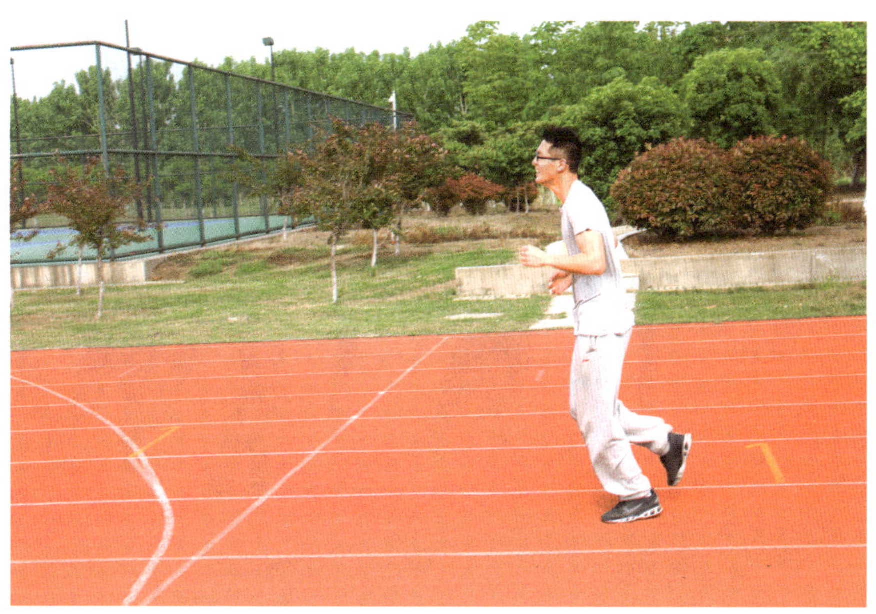

的生活习惯，因为这个阶段养成的生活习惯对他们以后的人生会产生重大的影响，好的习惯会让他们受益一生，不好的生活习惯则会对他们以后生活以及健康带来很大的伤害。

1. 保护好视力。由于这个阶段的青少年视力还没有定型，还要不停地学习，很容易造成近视，所以保护好眼睛尤其重要。如果现在的视力还处于正常水平，那么要尽量控制孩子上网、看电视的时间，让眼睛能够得到充分的休息。另外，要让孩子多补充营养物质，特别是维生素的补充，多吃一些含维生素比较丰富的食物，比如，蔬菜、海产品、水果等。与此同时，还要保证睡眠时间充足。如果说已经近视了，或者假性近视，那么尽快地给孩子做个视力方面的检测，及时地对视力进行矫正，避免近视更加严重，这样有利于眼睛视力的恢复。

2. 牙齿保健。一般情况下人的牙齿是在 12 周岁以后开始稳固

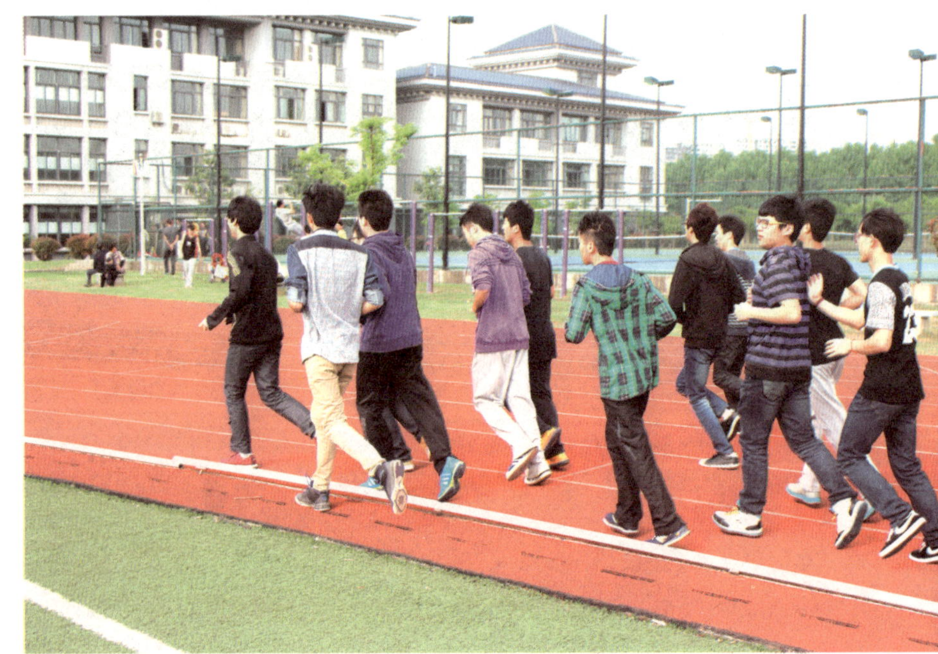

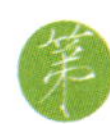
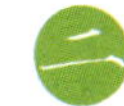
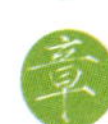

的，过了这个阶段，牙齿基本上就形成了固定模式，不管牙齿状况如何都将伴我们度过一生，所以这个阶段我们更应该注重牙齿的保健，尤其是牙齿也关系到我们的形象问题。这个阶段如果孩子的牙齿出现不规则或者獠牙的状况，要及时进行矫正。

3. 注重心理素质的培养。根据我国目前对青少年的调查，每100个青少年中就有接近13个青少年有心理方面的问题，大多都表现在不知道如何处理人际关系，不能很好地控制自己的行为举止，尤其是情绪容易激动,不能理智地分析事物的利弊。其中有抑郁情绪、恐惧、焦虑不安和神经衰弱等问题的又占总数的20%以上。而这些问题的出现，一方面是由于家庭自身问题的存在导致的，另一方面是由于青少年在学习方面的压力造成的，处在压力下的孩子又很难得到家人、老师以及朋友的理解，所以很容易出现沟通障碍或者心理方面的障碍。

其实我们平时可以多和自己的孩子进行沟通，看孩子有哪方面的心理问题，也可以通过假期和孩子一起外出旅游或者通过其他形式更好地和孩子进行沟通。青少年也可以通过和朋友交流，或者通过每天的锻炼来减轻自己的压力。调整自己的状态，更好地投入生活学习当中。

❖ 20~30岁之间的青年人

这个阶段的青年人身体正处于黄金时期，身体抵抗疾病的能力也比较强，但是一旦过了这个阶段，人的身体就开始向衰老的过程发展，所以对这个阶段的身体应该注重养护，保持良好的生活习惯。

1. 注意锻炼身体，预防肥胖发生

人体的新陈代谢在20岁的时候是最旺盛的，随着年龄的增大，

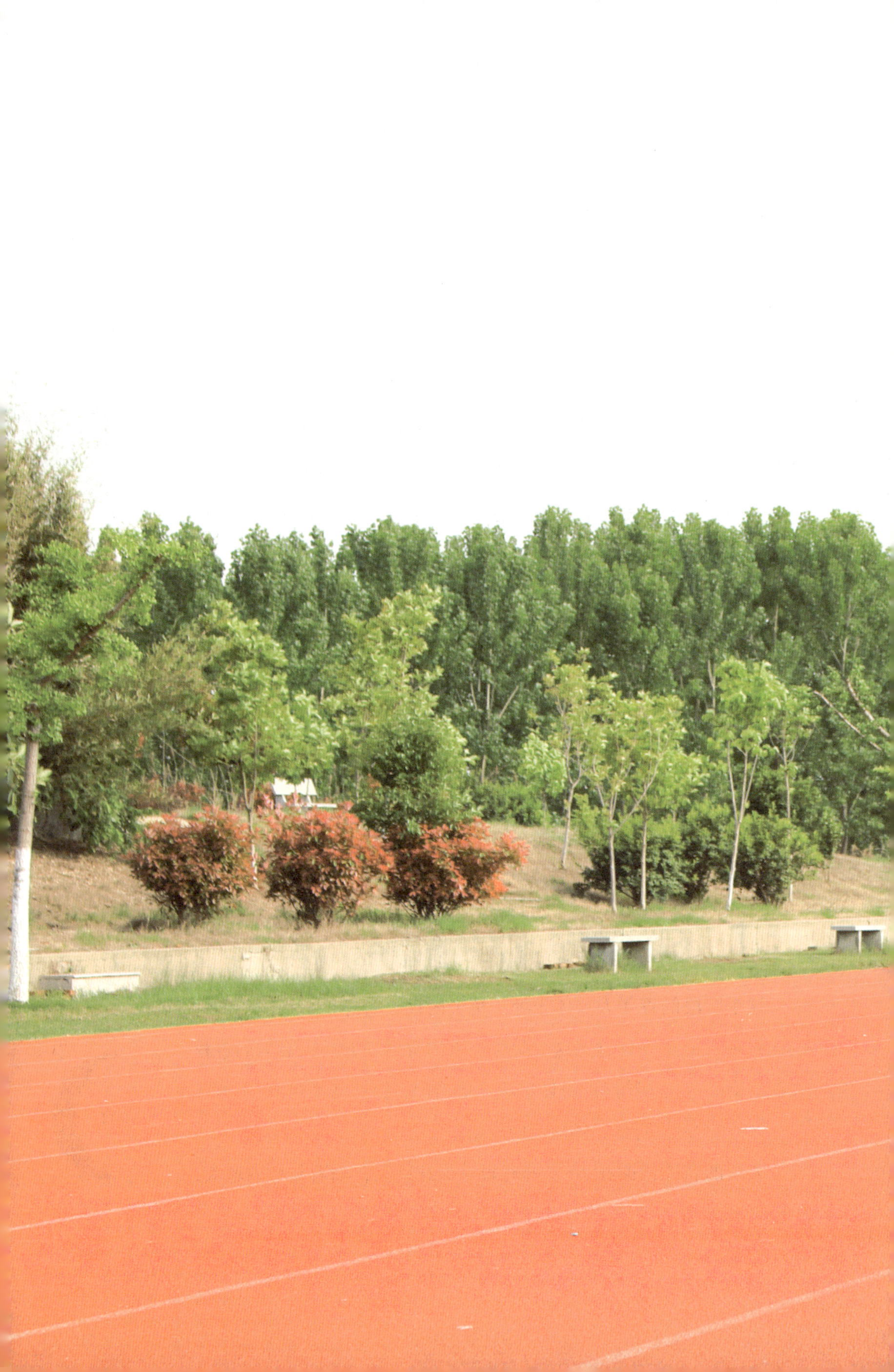

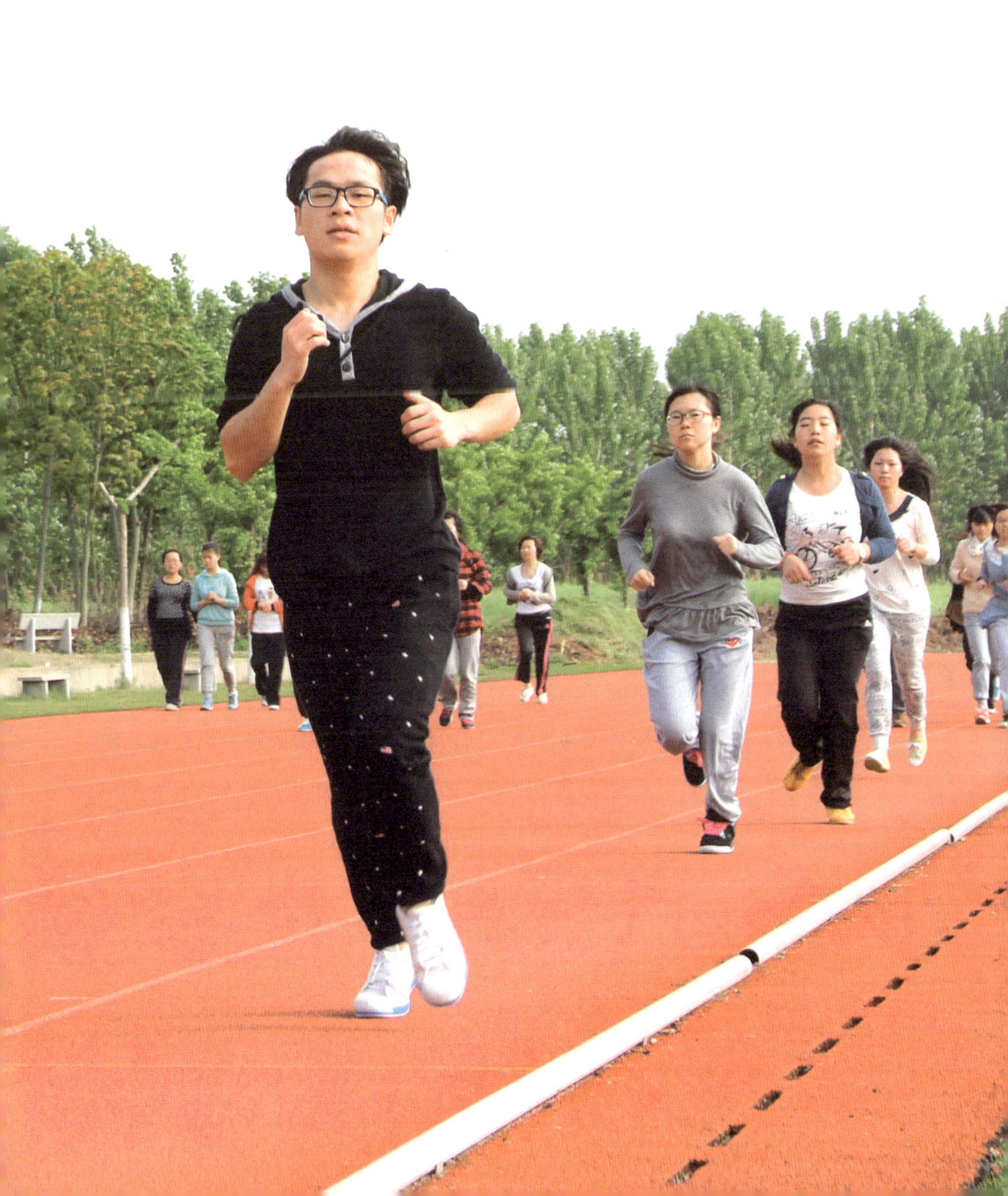

每隔 10 年人体的新陈代谢就会减慢五分之一。如果说这个阶段吃了过多高蛋白、高脂肪、高热量的食物，身体就会把这部分能量储存起来变成自己的脂肪，而随着年龄的增加，人体的新陈代谢又会相应地减慢，再想减肥就不是那么容易的事情了。所以这个阶段的年轻人一定要注意自己的饮食情况，保持健康饮食。

2. 保养肌肤

20 岁正是人的黄金阶段，无论是身材还是皮肤，一般都是最佳的一个阶段，而这个阶段我们往往又会忽略对皮肤的养护，对于女性来说，还是比较注重自己的皮肤的，也为自己准备了各种各样的护肤品，然而男士却经常忽略对自己皮肤的养护，一方面经常出差，或者出去跑业务；另一方面又对自己的皮肤不管不问，顺其自然地发展，这样时间长了，皮肤就会变得暗淡无光泽，甚至变得很粗糙，而如果以后想起保养的话，可能就没有那么容易了。所以从现在起应该学会养护自己的皮肤。

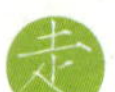

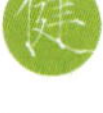

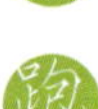

3. 坚持运动，加强锻炼

20 岁以后，人体机能会慢慢开始下降，尤其是我们的肌肉组织和肺部功能都会相应降低，等到了 60 岁以后，人体的大部分功能逐步下降到我们现在的 30%。而我们身体功能下降的最大原因就是我们没有进行足够的锻炼，身体的运动机能开始下降，而且身体的各种疾病也开始逐渐地产生。所以这个阶段的锻炼对我们身体的维护是非常重要的，在这个年龄阶段，我们要加强对身体的锻炼，这样才能起到预防身体迅速衰老的作用，才会让我们的青春，让健康长期维持下去。其实对我们每天的锻炼来说也是非常简单的，只要我们每天坚持锻炼 10 到 30 分钟，平时多做做深呼吸，这样长期坚持下去，到了 60 岁后我们的肺活量仍然能保持到现在的 80% 左右，身体也会非常健康。

4. 保护好自己的听力

在这个年龄段，人们整天为工作而忙碌，平时就生活在噪声比较大的环境之中，这对我们的听力影响挺大的，我们平时在听音乐或看电视的时候应该注意控制好音量，不要把声音开得特别大。这个阶段的年轻人要处理好自己工作中、生活中所遇到的压力，尽量少喝酒、少抽烟，保持良好的生活习惯，定期去医院做体检。

❖ 30~50岁之间的中年人

这个阶段的中年人，身体状况开始迅速下降，各种潜在的疾病也会慢慢地显现出来。因此处在这个阶段的中年人应该做好以下几方面：

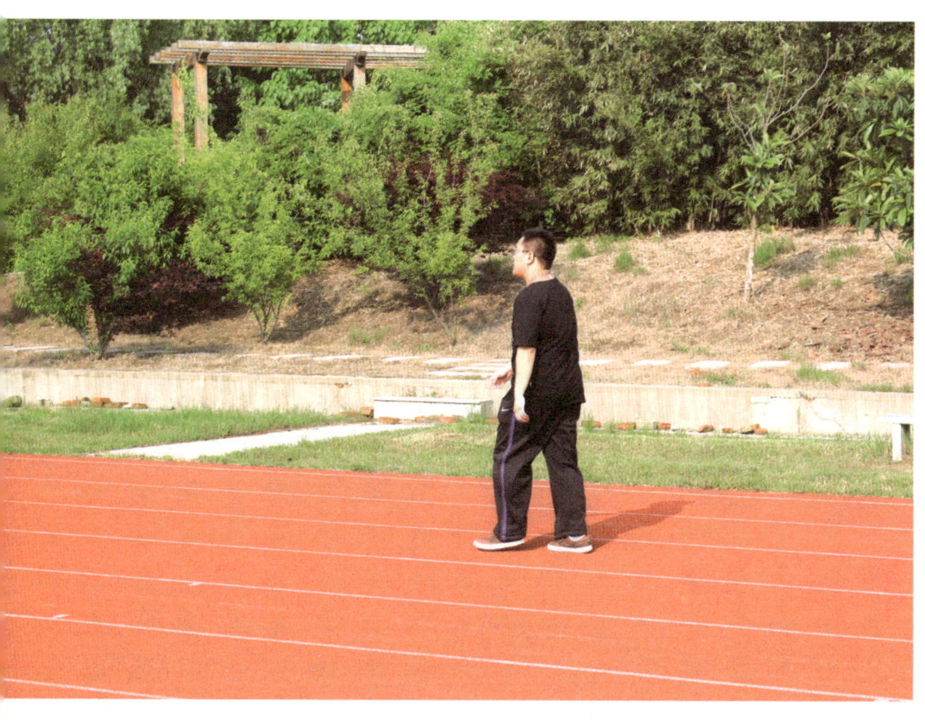

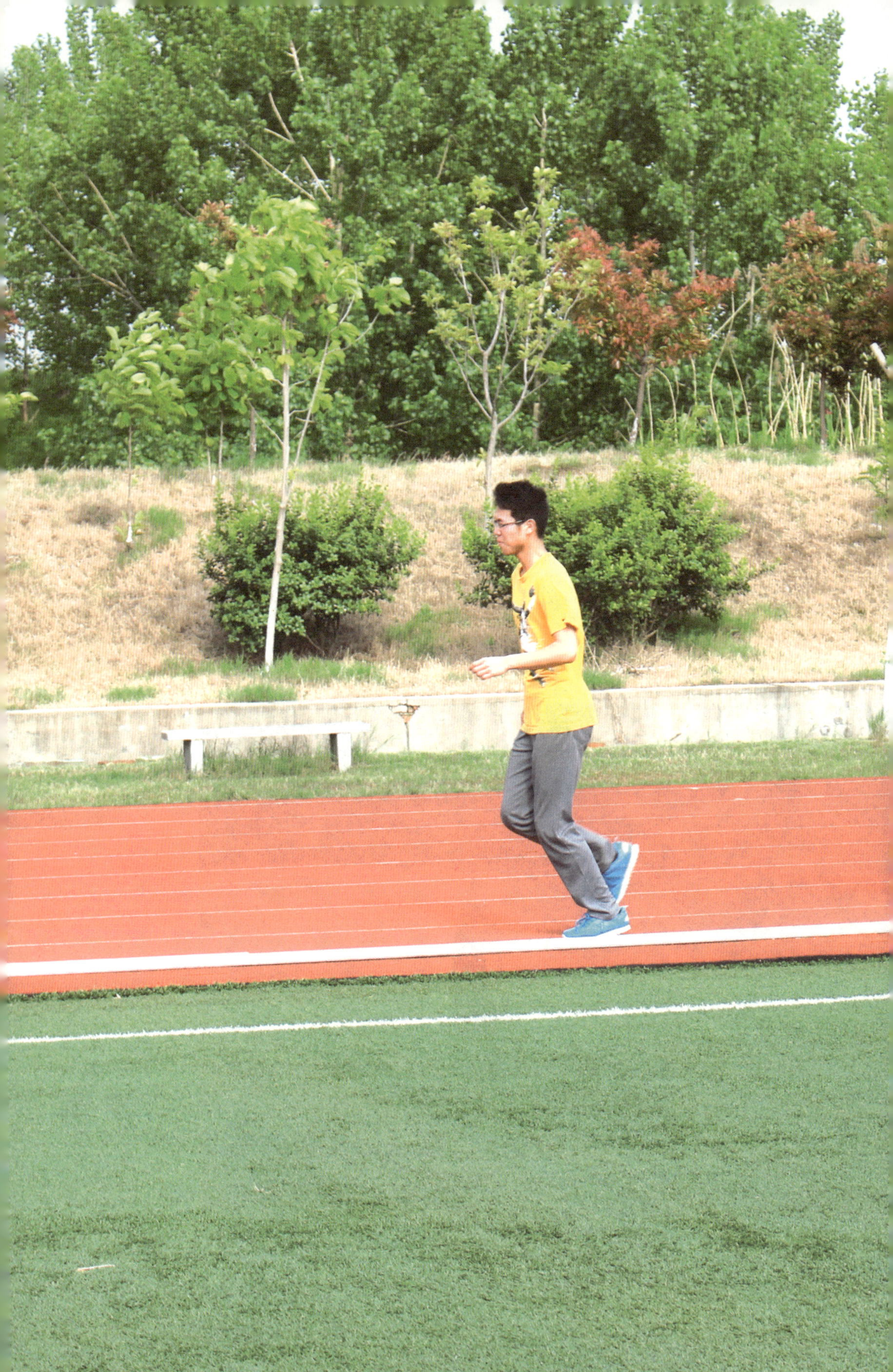

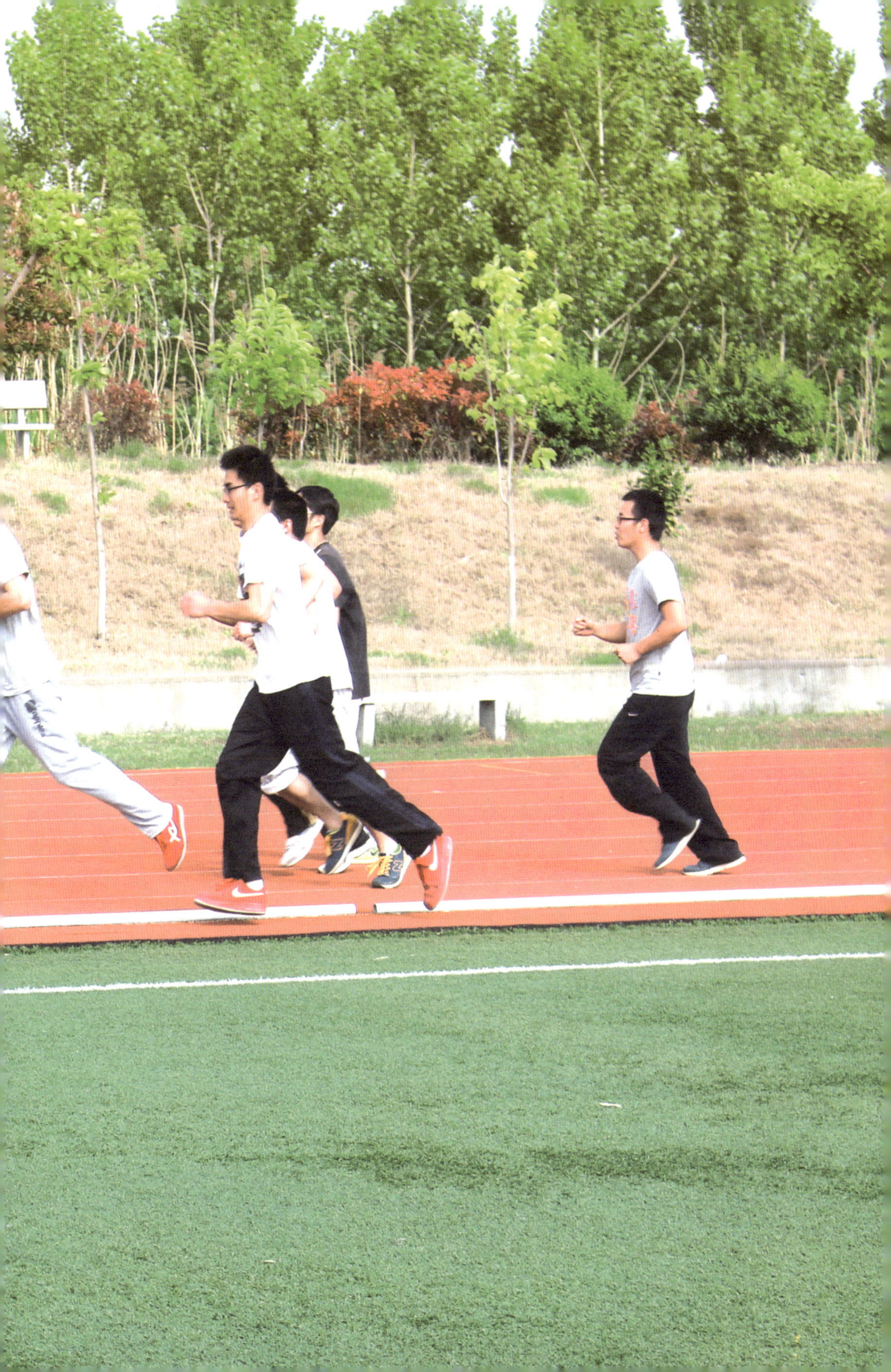

1. 保持良好的习惯，尤其是在青年阶段所培养的好的健康习惯，坚持每天锻炼身体。

2. 不抽烟、少喝酒，不要长时间地熬夜，保证足够的睡眠，定期去医院做体检。

3. 保持良好的饮食习惯，不暴饮暴食，注意吃早餐。生活中要学会调节自己的健康，工作中要学会减轻自己的压力，减轻自己的负担，保持良好的心态。

另外，处在这个阶段的中年人，大部分都有自己的家庭，上有老、下有小，生活、工作压力相对来说都比较大，常常会忽略自己的健康，所以平时更应该注意自己的健康，平时多了解一下健康方面的小知识，学会做好自我调节，自我保养。养成良好的健康习惯，不仅关注自己的健康，也要学会对家人健康的关注，家里也要准备一些常用的应急药品。根据自己家庭的情况，具体地制订一个健康计划，定期对家庭成员健康进行检测，根据家人的生活习惯、饮食习惯制定一套适合家庭用的食谱。只有饮食方面先控制好了，身体健康才有保障，再加上定期去医院体检，一定能够让自己始终处于健康状态，这样才能保障自己、保障家人的幸福安康。

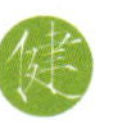

❖ 50岁以后

50 岁是我们健康的一个重大分水岭，一旦进入这个年龄段，身体会发生很大的变化，首先身体器官开始老化、开始衰弱。当然这些都是我们生理的正常现象，此刻唯有我们的智力处于最佳阶段，身体各部位机能开始进入老龄化阶段。这个阶段我们要做的不仅是加强平时的锻炼，更要保持一种好的心态，保持一颗童心，人虽然老了，但我们心不能老。我们要以老年人的姿态处事，这样显

得成熟稳重；要以青年人的心态面对生活，要保持良好的生活习惯。只有在身体健康、心情愉悦的状况下，我们才能更好地生活，才能让我们的老年生活更加美满。这个时期的老年朋友应该注意以下几方面：

1. 要进行定期的体检。体检最好是全方位的，尤其是血压方面要进行阶段性的测量，每两个月对自己的心脏、肺部功能进行检测，注意视力、听力的预防保护。

2. 加强锻炼。在保证身体健康的情况下，要多参加一些老年性的活动，积极锻炼自己的身体，对于所选择的活动一定要根据自己的身体状况来定，一定是保障安全的情况下进行，在运动中要预防摔伤、扭伤，学会在保护自己的前提下进行适宜的锻炼。

3. 注意饮食习惯，选择好的营养品。老年人一般容易缺乏各种

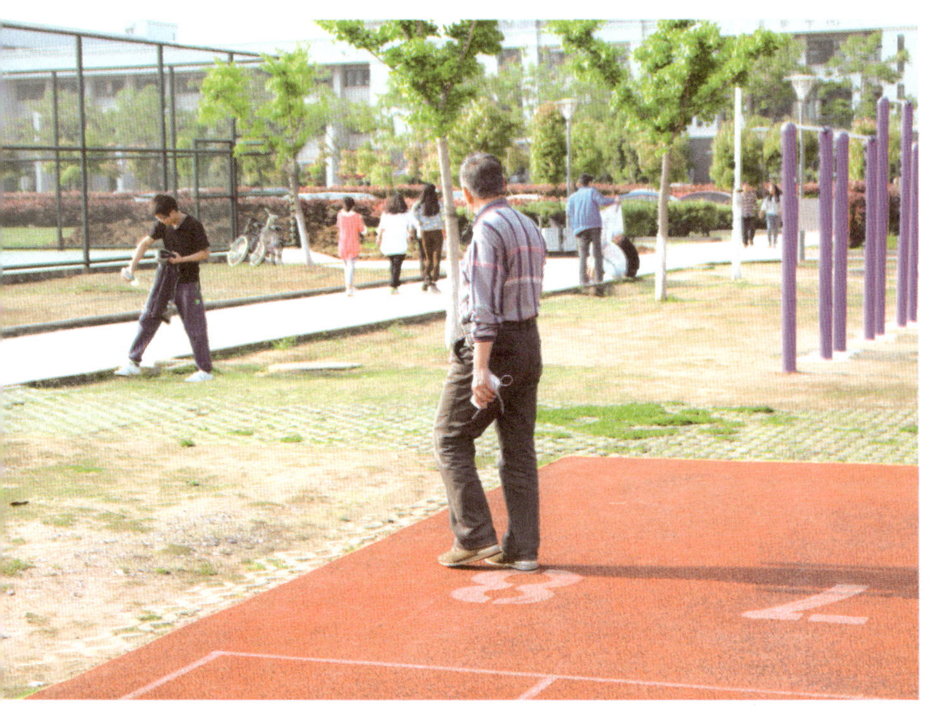

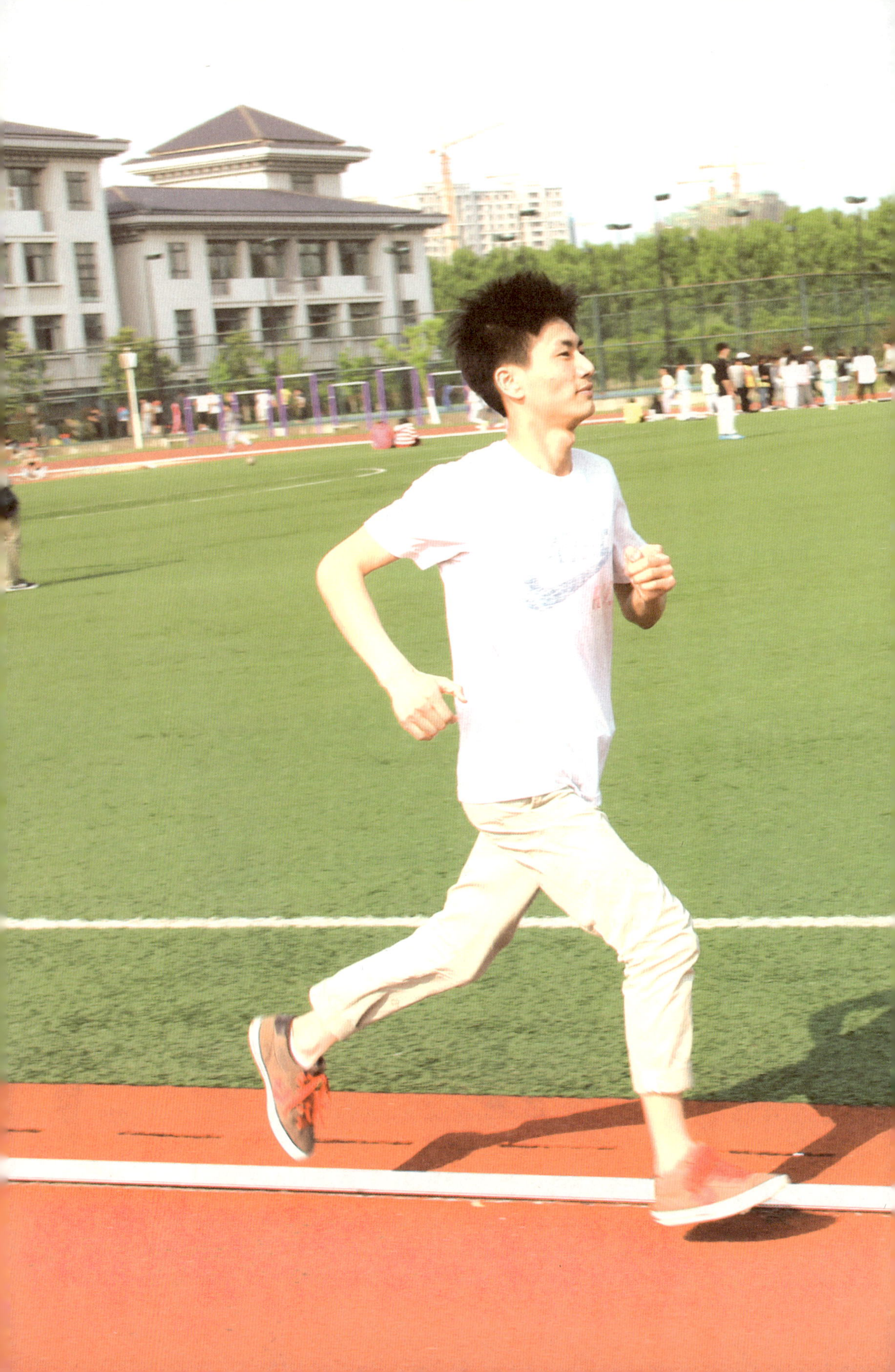

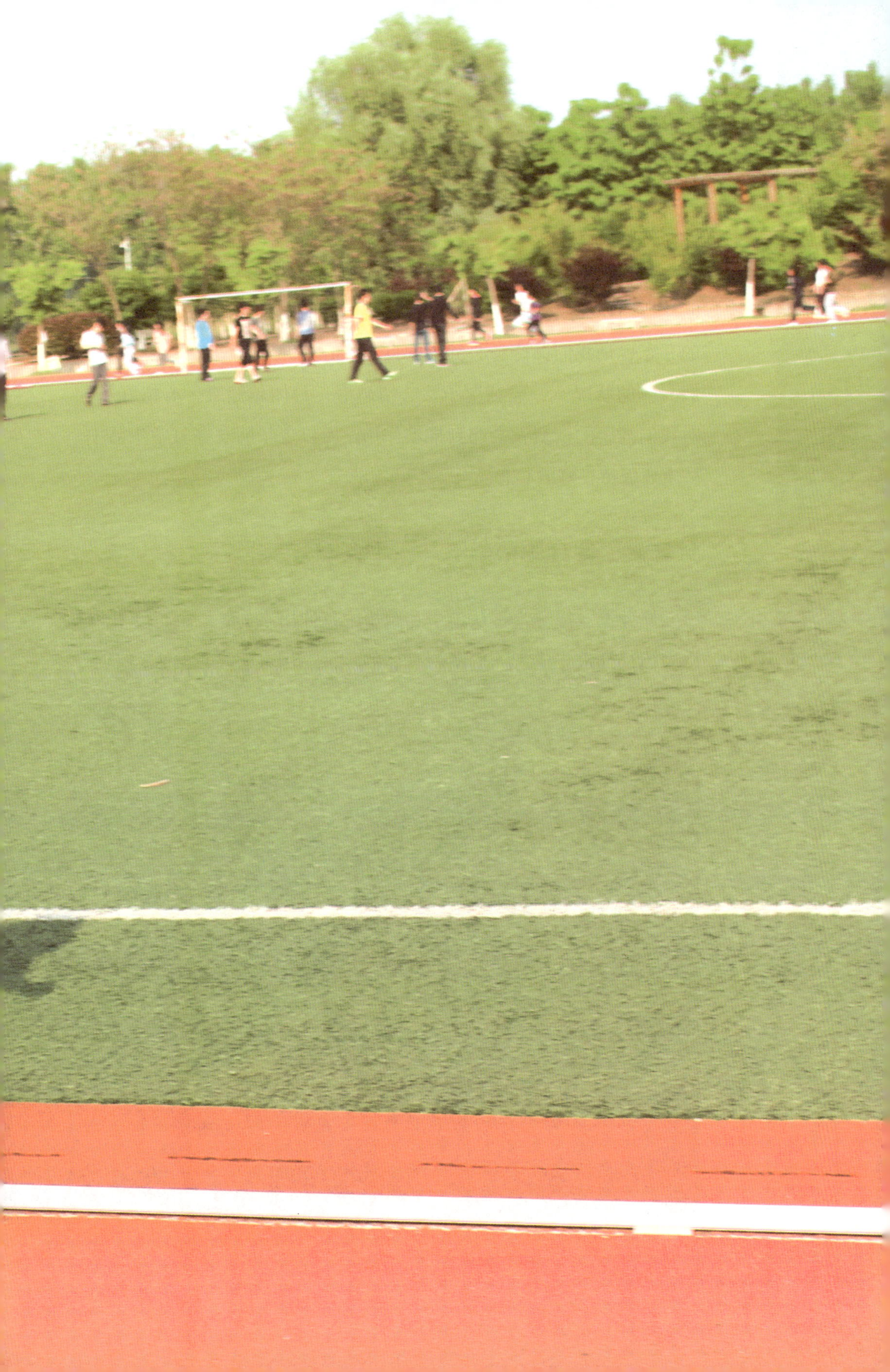

维生素，特别是钙、钾等元素，这就要求老年在饮食中适当地给自己做些营养物品，多吃一些含有丰富营养物质的产品。

4. 保持良好的心态。良好的心态能让我们不去计较一些小事，能让我们在黑暗中看到光明，能让我们面对困难，乐观向前，良好的心态也是我们保持身心健康的良药，心情的好坏能够直接影响我们身体的状况。一般情况下，心情越好，身体越健康，心情好了，对我们健康的恢复就会起到推动作用，所以老年朋友在日常生活中一定要保持良好的心态。

健身走、健身跑的影响

健身走、健身跑是从走步和跑步中延伸出来的，已经广泛在群众中流行开来，成为人们锻炼身体的一种惯用方法。它给人们带来

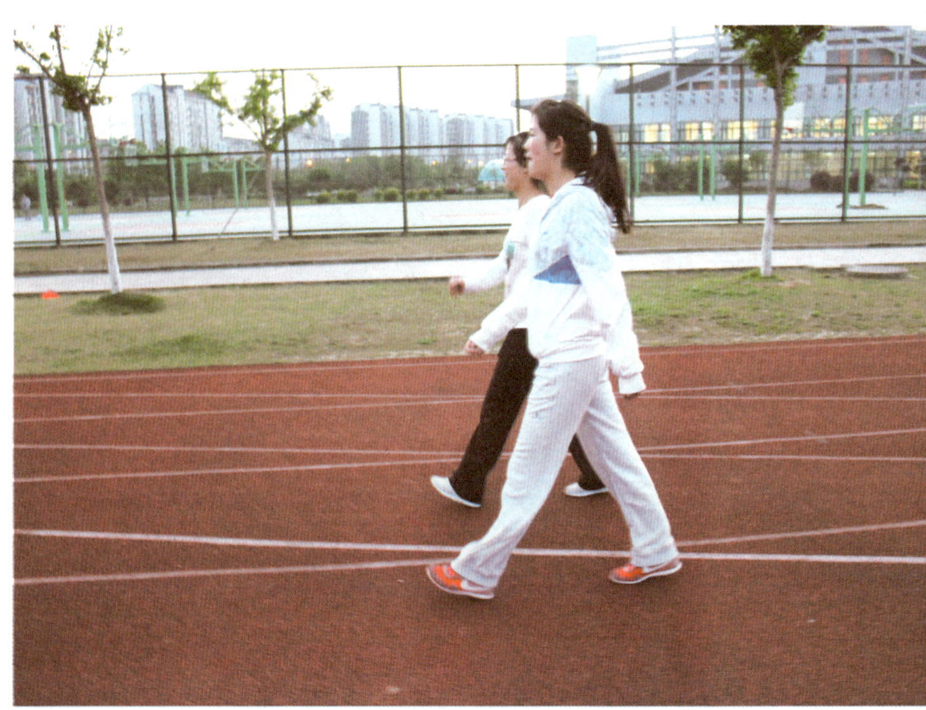

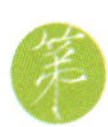
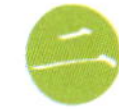
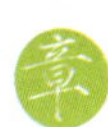

的健身价值也是难以估测的，早在两千多年前古希腊的文明中就总结出了有关健身跑的重要作用。当时，有句非常流行的句子是：你想强壮吗，那就跑步吧！你想聪明吗，那就跑步吧！你想美丽吗，那就跑步吧！可见人们对跑步的热衷和向往，健身走、健身跑在当时无疑已成为可以改变人们思想、改变人们价值观的运动方式。

健身走、健身跑已经成为人们的一项基本生活方式。长期以来，健身走、健身跑的作用和意义经过人们多次研讨和论述，被普遍认为是我们人类进行全面锻炼和全面发展的重要组成部分，长期进行此项锻炼有利于提高我们的耐力，增强我们的信心，也有利于提高我们的敏捷度，完善我们脑部神经与身体的协调性，从而提高我们的综合素质。

健身走、健身跑也是有氧运动方式之一，并且健身跑还被称为是众多有氧代谢运动中的最佳运动，是有氧运动中的王者，因为它可以让我们全身各部位都能得到很好的锻炼，而且进行锻炼也不必花费太长的时间就能完成。从事这样的运动也不会受锻炼器材和锻炼场地的影响，一般在一个好的环境下就可以进行训练，比如，一条安静平坦的小路。现今，跑步已经成为一种时尚，健身确实也给人们带来了无穷无尽的好处。

❖ 健身走、健身跑的作用

从总体而言，健身走、健身跑运动对人体具有以下几方面的作用：

1. 提高人体免疫功能。经常进行健身走、健身跑运动，有利于提高人体的免疫力，可以很好地增强身体对疾病的预防能力。

2. 可以很好地保护心脏。健身走、健身跑锻炼可以促进血液循环，

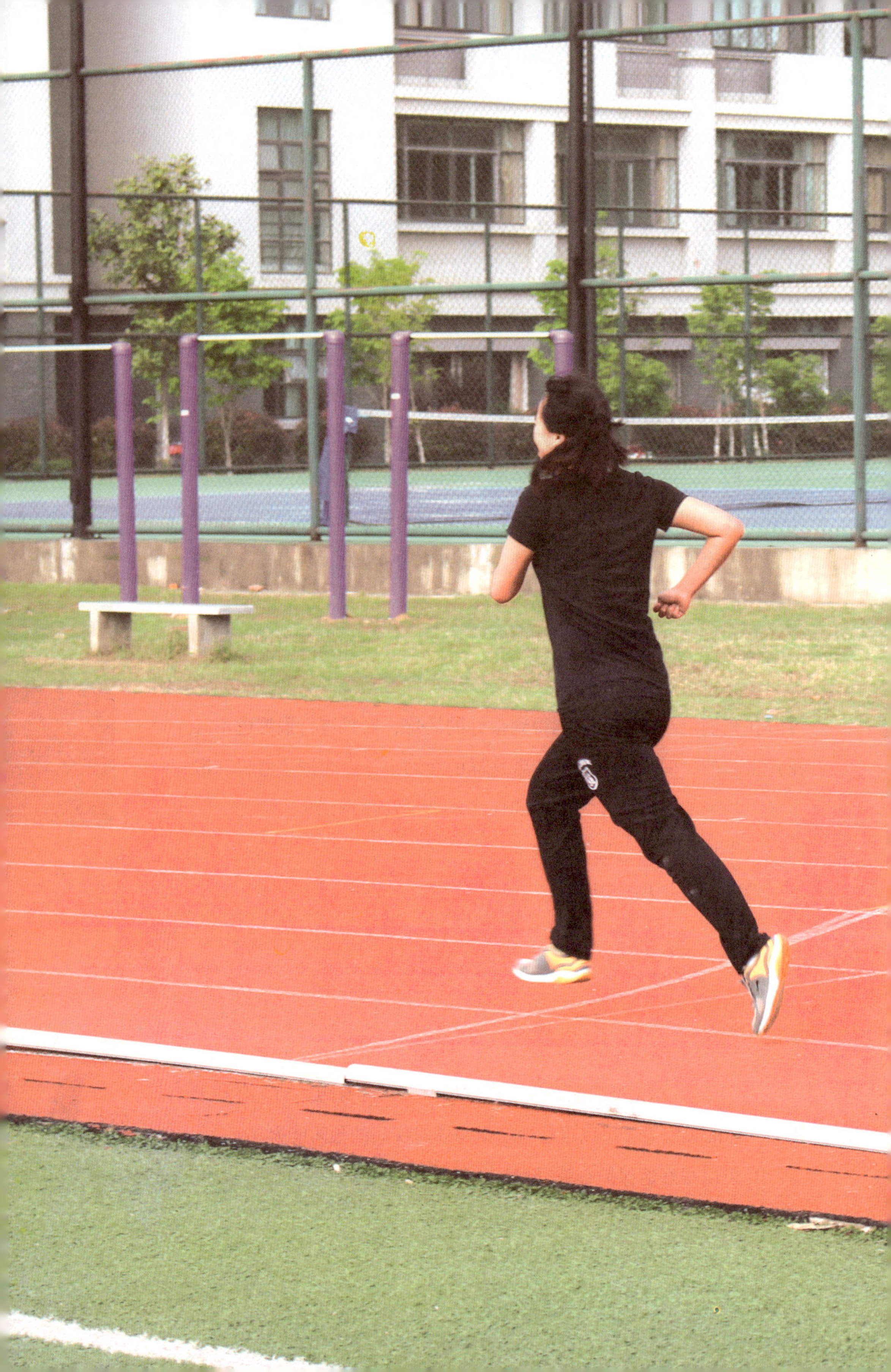

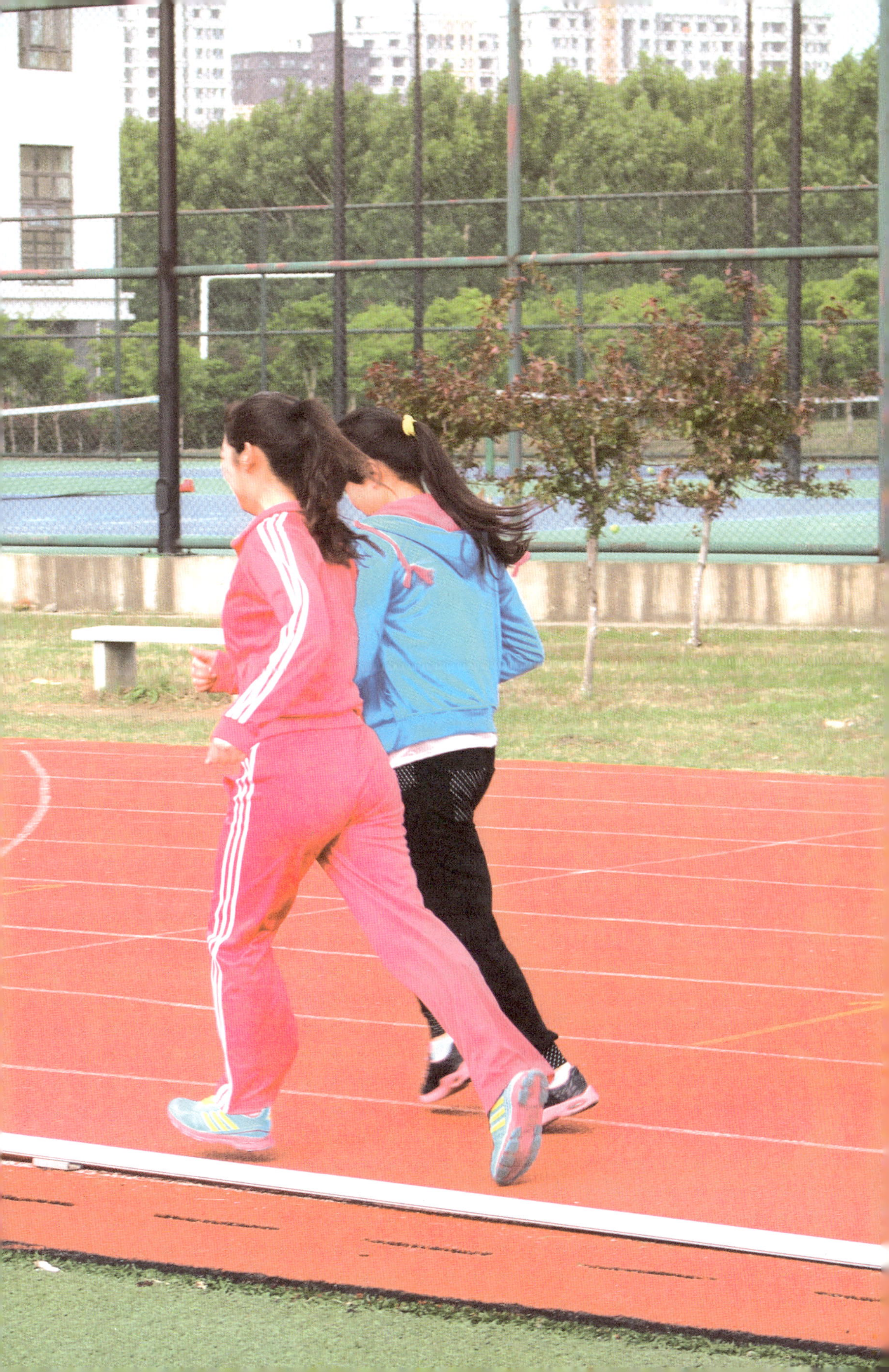

增强心脏冠动脉处的血液循环，从而提高心脏的抗压能力，有效地保护心脏。而且长期进行健身走、健身跑运动的人，心脏处的冠动脉会始终处于灵活运转状态，始终给心脏提供新鲜的氧气，也有利于给心肌提供充足的血液，从而可以提高预防和控制各种心脏疾病的功能。

心脏是人体最容易衰老的器官之一，而且心脏又是人体整个生命动力的提供者，所以是人体生命的源泉，对我们的生命起着至关重要的作用，心脏功能的正常与否直接关系到其他器官的运行，所以保护心脏是我们的重中之重。在医学上有这样的评述，健康的保持要从保护心脏开始。特别是对中老年人而言，更要注重锻炼。进行健身走、健身跑锻炼，可以很好地保持冠状动脉处的血液循环，可以保持足够的血液供给，从而可以提高中老年人身体对各种心脏疾病的预防。

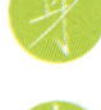

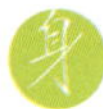

3. 可以有效地促进人体血液循环。健身走、健身跑可以带动全身各处肌肉运动，促进全身血液循环，能充分地调整血液分布，消除体内瘀血状况。并且当下肢向前运动时，可以促使静脉血液不断流回心脏，进而起到化解下身所出现的瘀血现象和提高身体对静脉血栓的预防功能。

4. 可以让脑部变得更加灵活。健身走、健身跑可以有效刺激大脑皮层，使大脑皮质处于兴奋状态，从而提高脑部神经系统的活跃度，可以有效地消除大脑疲劳。与此同时，还会使大脑的氧气分子得到充分供给，满足脑部供氧需求，能够很好地改善脑部功能，让人的思维更加敏捷更加灵活。

5. 有利于骨骼发育，提高骨骼抗压能力。健身走、健身跑运动对于骨骼的发育以及对骨骼的抗压都能起到很好的推动作用。长期

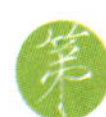

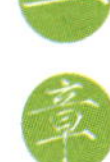

坚持可以有效提高骨质的密度，降低骨质疏松的发生概率。

6. 可以有效控制体重，促进人体新陈代谢。长期进行健身走、健身跑锻炼的人们，可以有效地分解体内过多的糖元素，分解体内的脂肪储蓄量，从而起到预防肥胖的作用。人一旦健康了，糖尿病、脂肪肝、高血压等疾病就会得到很好的控制。

7. 可以提升个人形象，塑造个人气质。通过健身走、健身跑的锻炼，人们会在锻炼中变得轻松、变得自然，还会在运动中减轻自己的负担，让自己变得精神充足活力四射，这样长期坚持会让自己走路时变得有力而且精神。运动的同时我们也会把生活、工作中遇到的困难麻烦，都看得淡，想得宽，会让我们有个好心情，好的心情对于我们与人处事都会起到积极的作用，从而慢慢改变我们的生活，改善自己的形象，重新树立个人的良好品质。

8. 健身走、健身跑不仅可以提高我们的身体素质，有效预防各种疾病，而且可以有效促进我们身体的新陈代谢，降低我们的血脂、血糖。通过健身走、健身跑我们也可以提高自己的精神状态，让自己变得更有朝气更具活力。当然进行健身走、健身跑的同时一定要注意调节自己的心情，只有做到身心合一才会达到事半功倍的作用。

首先锻炼时要给自己树立明确的方向和目标，知道自己锻炼是为了什么。只有当心里有目标、有动力的时候去锻炼才会让运动变得更加轻松，更加顺利，避免经常短期锻炼，什么时候想起来，什么时候去锻炼，这样不仅对身体无益，而且还会伤害自己身体，所以锻炼时目标要清晰，锻炼欲望要强烈。其次，在锻炼的时候要专注，集中自己的注意力，排除外界的干扰，做到运动和呼吸相互协调，正确把握运动技术，规范动作。只有当身心投入其中的时候，才会忘记生活中的不愉快，忘记工作中的烦心事，才会让自己处于好的

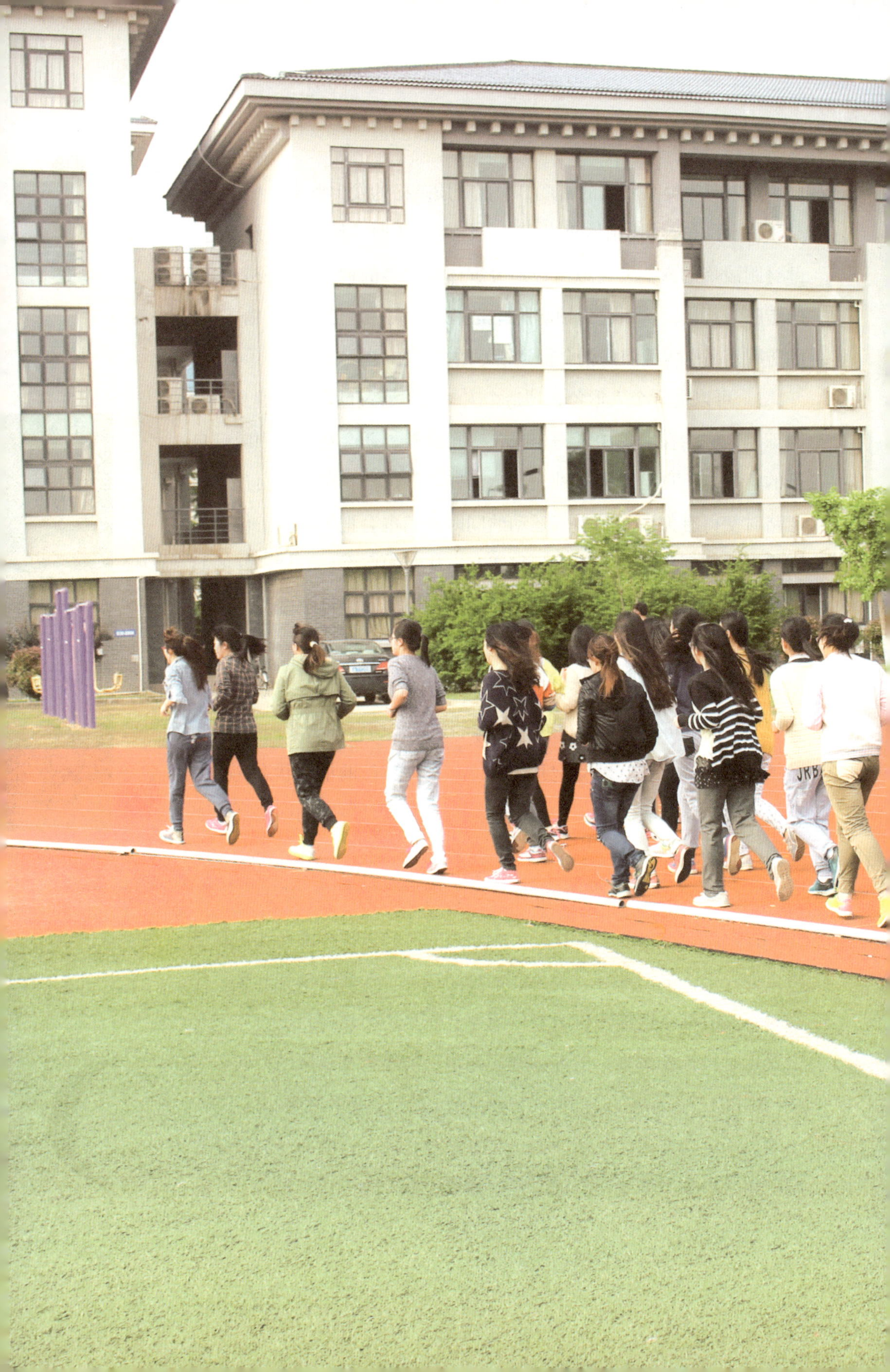

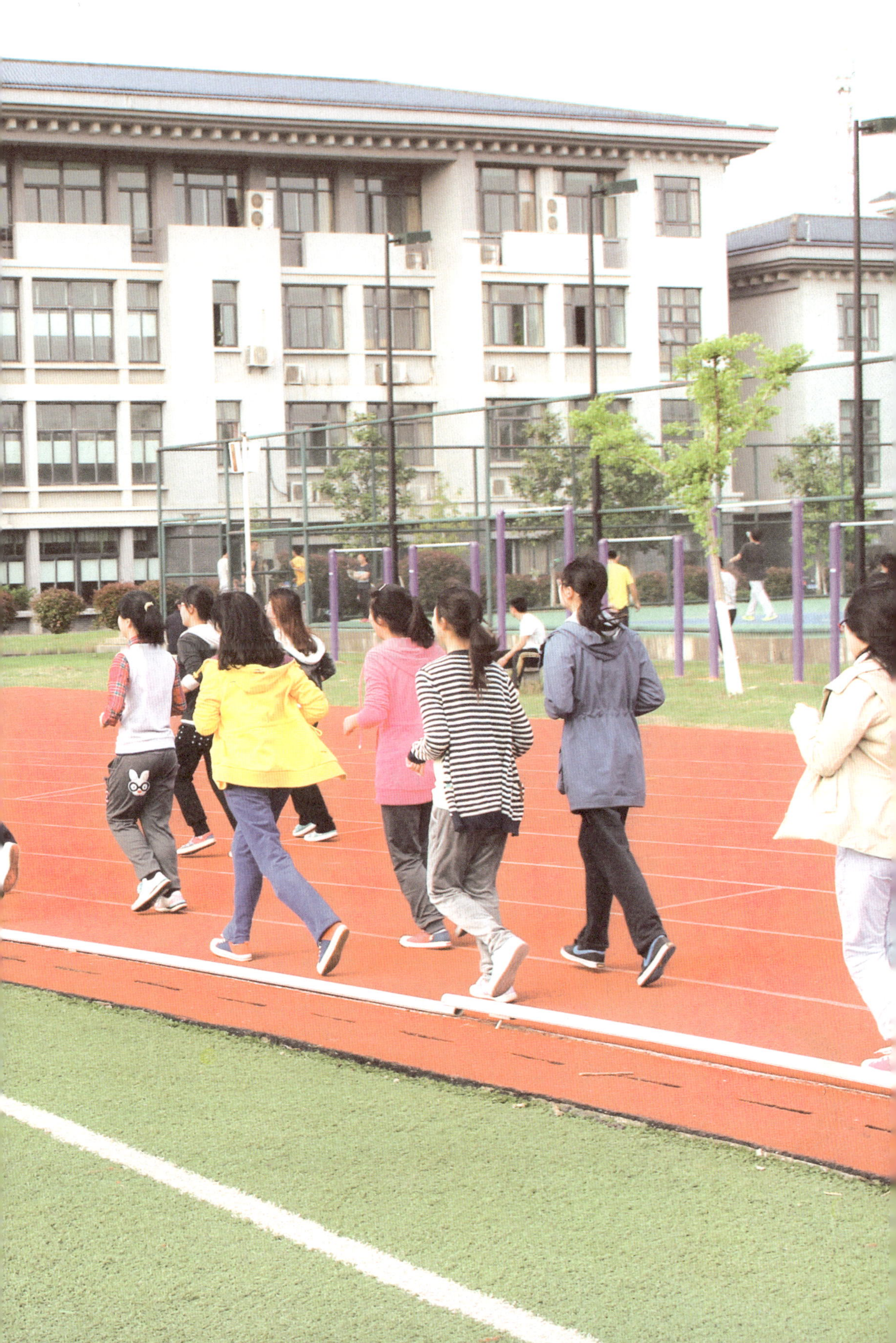

精神状态，才会在锻炼中得到一种享受，慢慢自己的精神气质都会变得越来越好。

❖ 健身走、健身跑对青少年的影响

青少年是祖国的未来，是祖国的花朵，青少年的健康成长直接关系到我国国民未来的健康水平，关系到祖国的发展。而青少年的健康又在所有问题中起主导地位，如果青少年的身体素质达不到正常水平的话，这样就会影响到青少年以后的生活，如果生活质量出现问题，以后肯定还会带来各种其他问题。

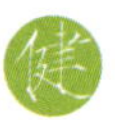

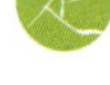

培养一个高素质的人才需要很大的投入，如果因为健康问题而影响到青少年的正常生活，不仅会给国家带来巨大的损失，也会给家庭造成巨大的负担。而当今国际竞争的实质又是人才的竞争，而人才的培养又是从青少年队伍中培养起来的。然而根据我国对青少年健康状况的调查显示，近 10 年来我国青少年的身体健康状况呈现明显的下降趋势，而产生这种现象的主要原因一方面是青少年学生缺乏运动，另一方面是没有一个良好的生活习惯。而要想很好地解决青少年健康方面的问题，一方面需要青少年自己注意养成良好的生活习惯，另一方面需要提高青少年的锻炼意识，增强体育锻炼。因为体育锻炼对青少年的成长具有非常重要的作用，主要表现在以下几方面：

1. 有利于促进青少年骨骼生长

骨骼的代谢主要包括三个过程，骨骼的形成、骨骼的吸收和骨骼的再生，这是三个相对静止的过程，而这三个过程又是相辅相成，密不可分的。骨骼的形成先由骨细胞形成骨质，然后再生成骨骼。而整个过程需要骨骼不断地进行新陈代谢，从而促进骨骼的生长。

青少年正处于长身体的阶段，骨骼发育比较迅速，这个时期如果注意营养的补充，再加上适当的锻炼，就可以很好地促进骨骼对钙磷等物质的吸收。随着人民生活水平的提高，物质的充裕，人体所需要的营养物质已经非常丰富，所以在营养丰富的同时加强运动是非常重要的。

2．有益于提高青少年的心肺功能，增强呼吸系统功能

青少年的发育处于增长阶段，尤其是心肺功能还在不断地健全。而这个阶段青少年如果加强锻炼，可以很好地增强自己的心肺功能。因为在运动的过程中，我们的呼吸会加深，呼吸的频率会越来越高，这样就会促使肺部呼吸，从而使体内的氧气不断增多，二氧化碳不断地减少，这样就可以提高肺活量，从而增强肺部功能。经常参加体育锻炼的青少年在运动过程中呼吸会显得比同阶段的青年人更加

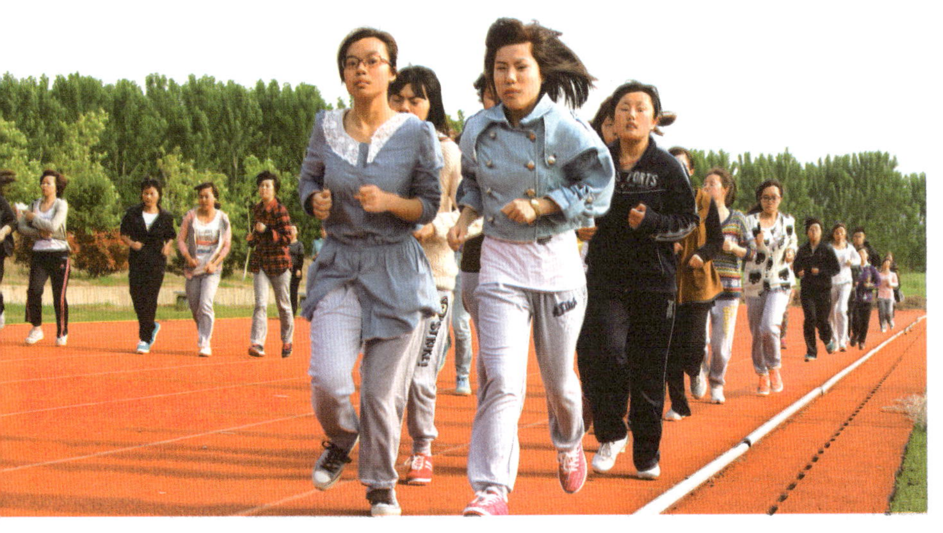

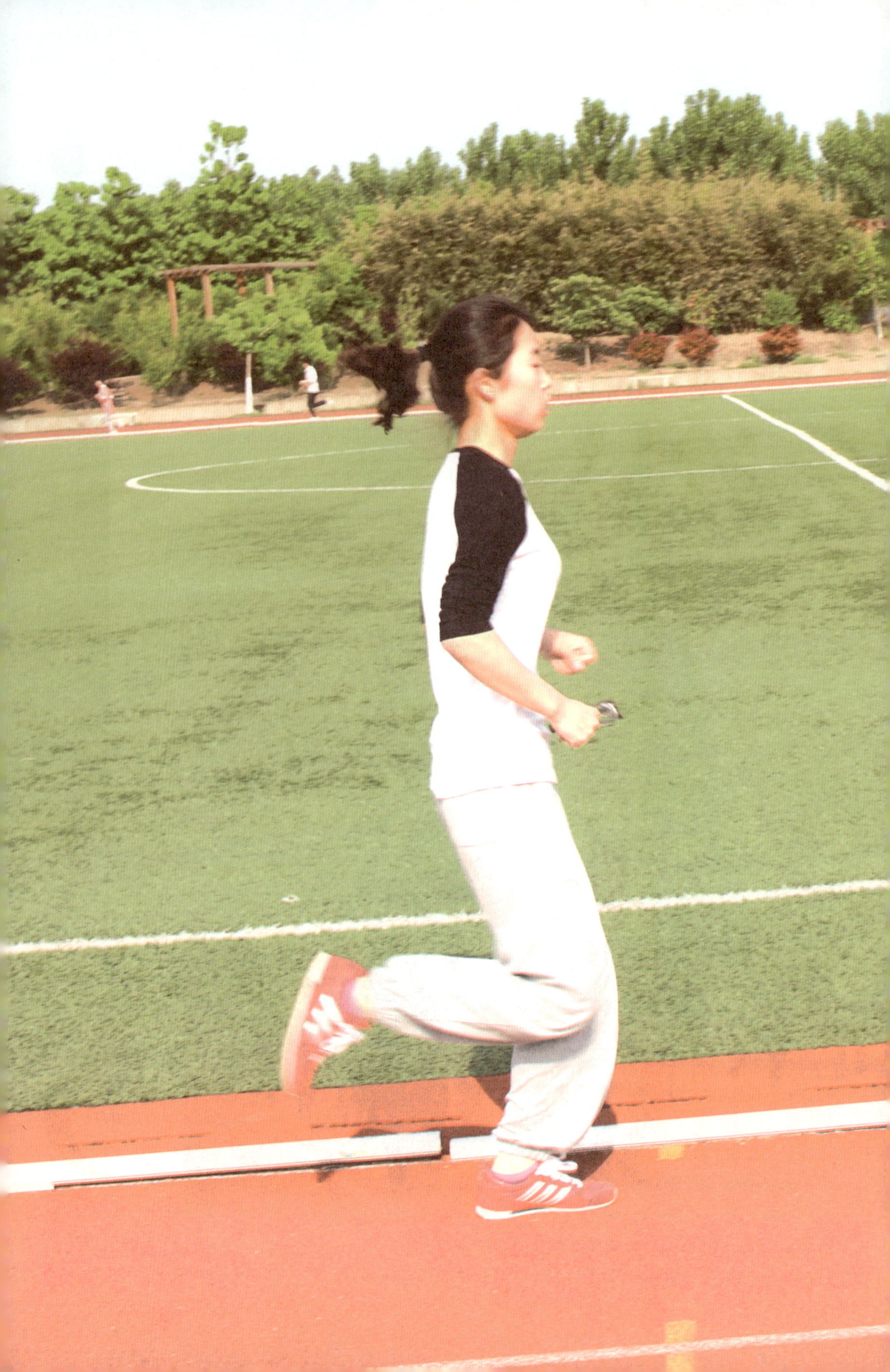

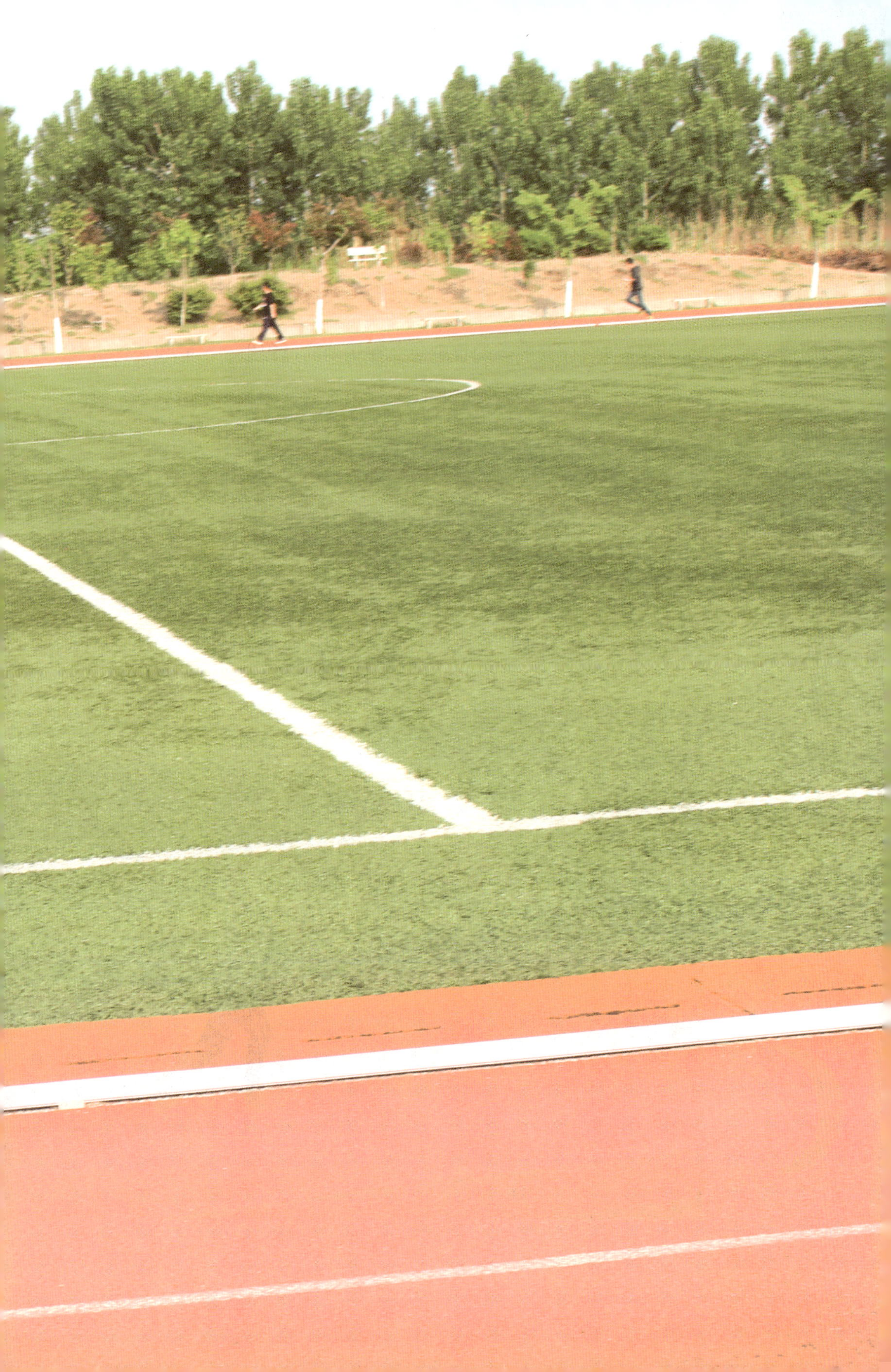

平和、沉稳，呼吸频率也比较低。另外经常进行锻炼可以有效加强心肌的活动量，从而提高心肌的功能，可以有效地起到预防心肌疾病的发生，所以进行体育锻炼可以很好地提高青少年的心肺功能。

3. 有利于提高青少年的食欲，增强消化，加强肠胃的消化能力

经常进行体育锻炼的青少年，在运动的过程中会不断地消耗自己的能量，促进体内脂肪的消化，提高胃肠部分消化液的分泌，可以很好地提高消化功能。青少年只有在不断的运动中消耗了能量，才会不断地给自己补充能量，这样就不会出现青少年偏食、挑食的不良习惯，也可以很好地预防青少年因为偏食、挑食而造成的营养不良等健康情况的发生。

4. 有助于提高青少年的学习效率

如今的青少年面临着很大的升学压力，而父母在巨大的社会压

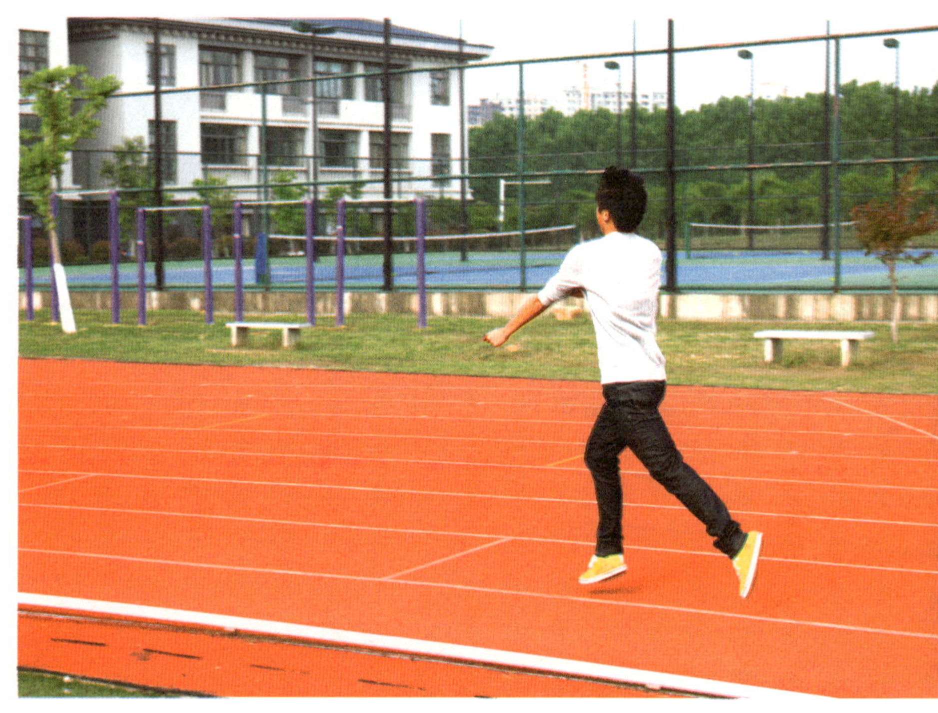

力下也特别注重孩子的学习成绩。每到周末、暑假我们都会看到大量的孩子参加各种暑假班、补习班或者是艺术班，而孩子在家长的期望下又不得不放下自己最初的美好愿望，随着父母的心愿往前冲，这就造成了很多学生尽管在不断地学习，然而成绩却没有显著的起色。这种情况的产生一方面是家长没有从青少年的兴趣爱好出发就盲目地给自己的孩子选择各种辅导、补习、艺术学习，另一方面忽略了孩子的健康状况，特别是没有从孩子的角度考虑，其实孩子的学习之所以没有提高并不是自己的孩子不如别人家的，而是孩子在学习的过程中没有掌握正确的学习方法，往往是学习的时候没有认真学，玩的时候又没有好好玩。

在面对中考或高考时，青少年可以适当放松自己，学习的时候认真学，放松的时候好好放松。其实在面对考试时，我们可以通过锻炼来减轻自己的压力，提高自己的学习效率。因为在运动的时候，神经系统充分地调动起来，会让我们的运动更加协调，而运动也会不断地完善我们的神经系统，神经系统的完善又会提高我们脑细胞的活跃度，可以提高我们的注意力和思维能力，而且运动后我们的精力也会更加充沛，对我们的学习很有帮助，一方面提高了我们的学习效率，另一方面也达到了强身健体的作用。

5. 有助于控制青少年的体重，提高身体活力

根据我国健康网的调查显示，近十年来青少年的肥胖比例以每年 2.8% 的速度递增，这也明显地说明了我国目前青少年健康问题的所在。这种现象的产生，一方面是由家庭方面造成的，尤其是在城市，因为城市家庭大多都是独生子女，对子女比较溺爱，在花费方面都无所顾忌，给子女比较多的零花钱，吃什么都是自己买，造成饮食没有规律，吃过多高脂肪、高热量的食物，而且吃饭的时候比较挑食，

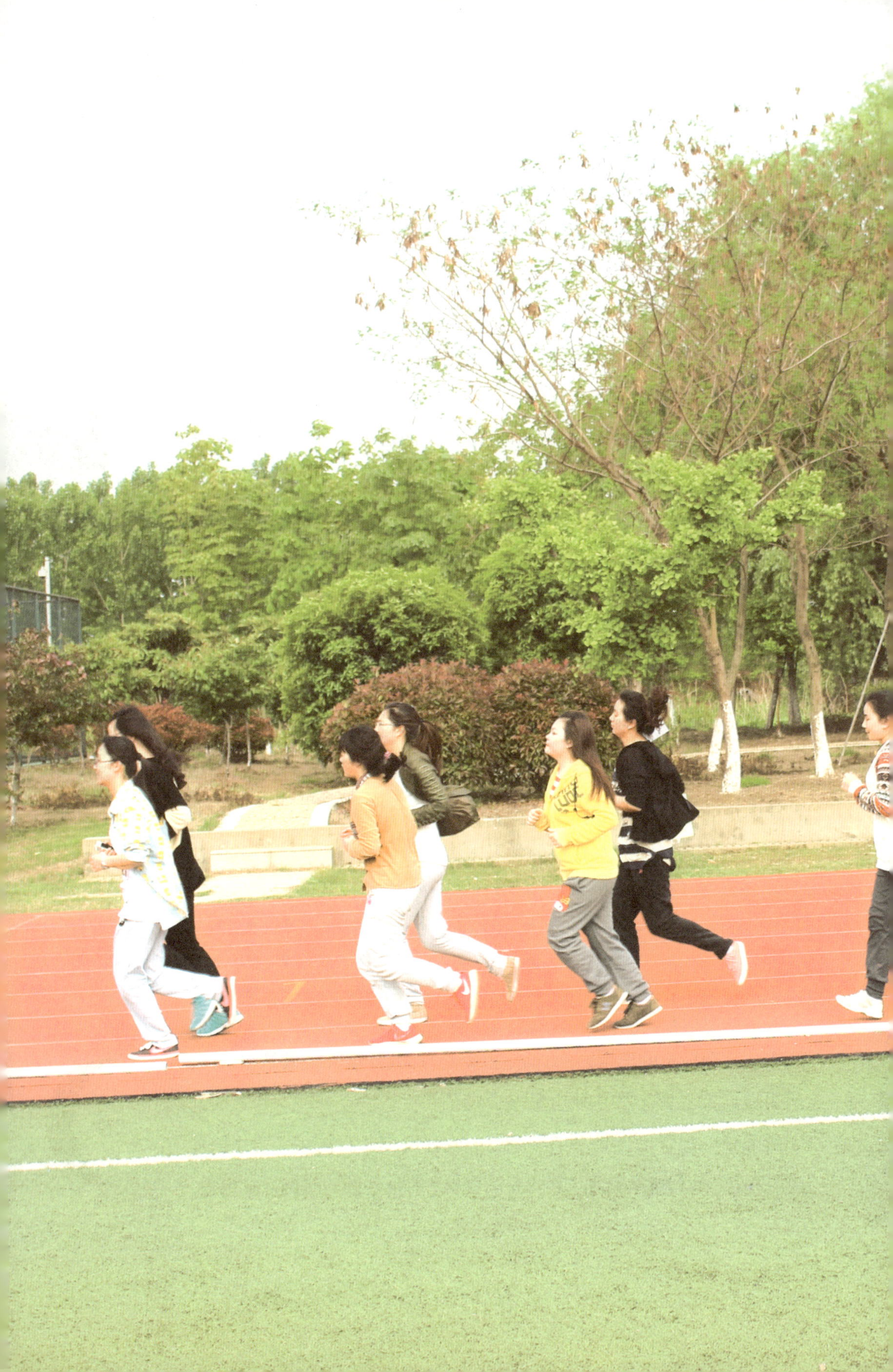

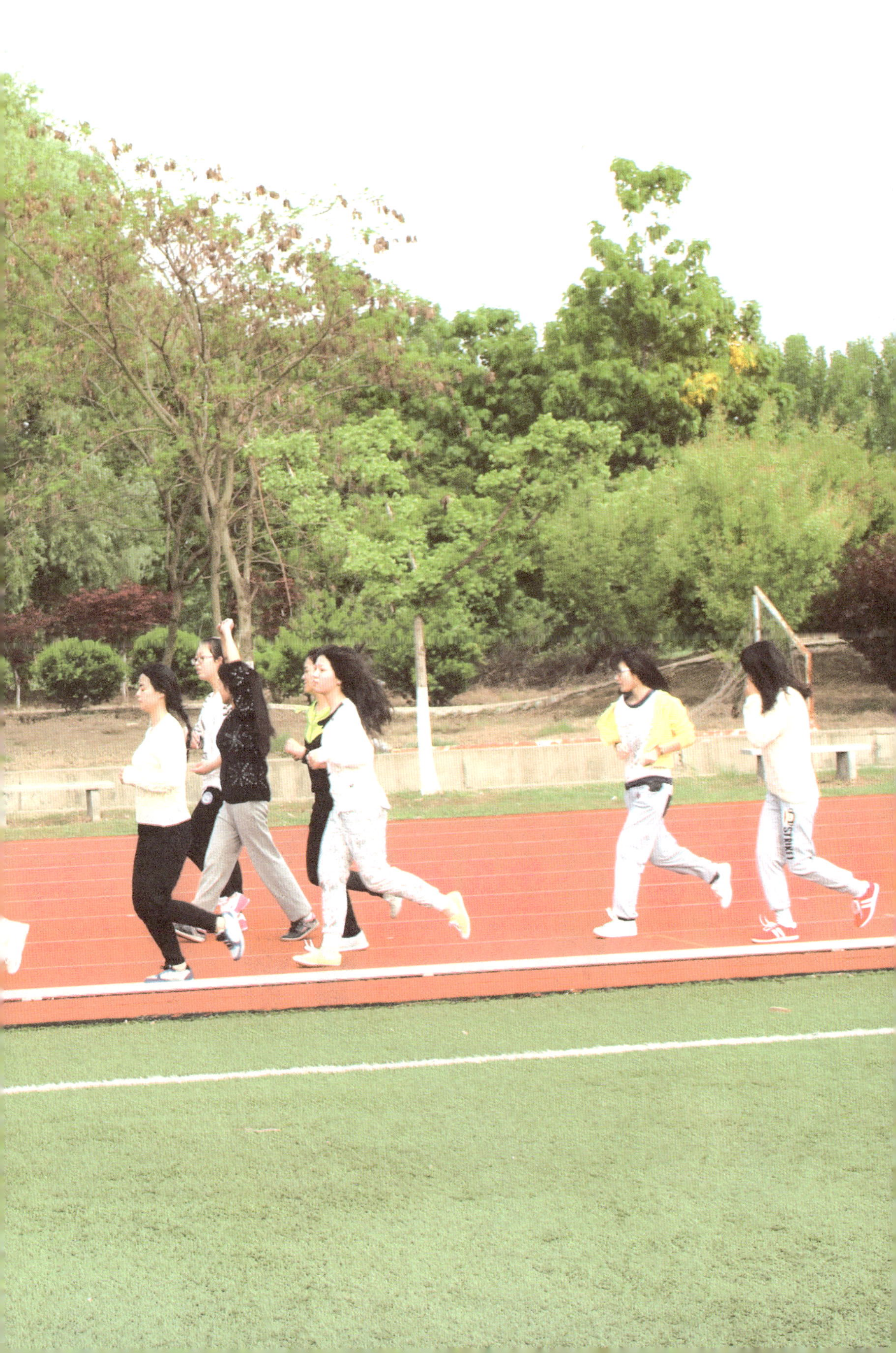

这就容易导致体重增加。另外由于现在的青少年缺乏体育锻炼，参加的活动大多也是在室内进行的，从而使体内的热量含量越来越多，脂肪越来越多，最后体重越重形成肥胖。肥胖只是一种现象，而肥胖导致的各种疾病确是不能忽略的，所以青少年要控制好自己的体重，做一个健康的人。

首先青少年应该养成良好的饮食习惯，不吃过多高脂肪、高能量的食物，不吃太多的垃圾食品，一日三餐要按时吃饭，养成不挑食、不偏食的习惯。其次要加强自己的锻炼，经常进行运动，因为运动可以很好地保持身体健康，而且对于控制体重会有很好的作用，并且经常锻炼可以激发我们身体的活力，从而提高我们的精神状态。

生命在于运动，只有在运动中我们的身体才会不断地进行新陈代谢，才会不断地激发我们体内各细胞的活跃度，不仅可以提高我

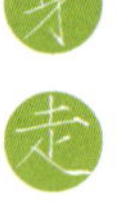
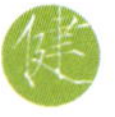
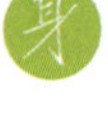

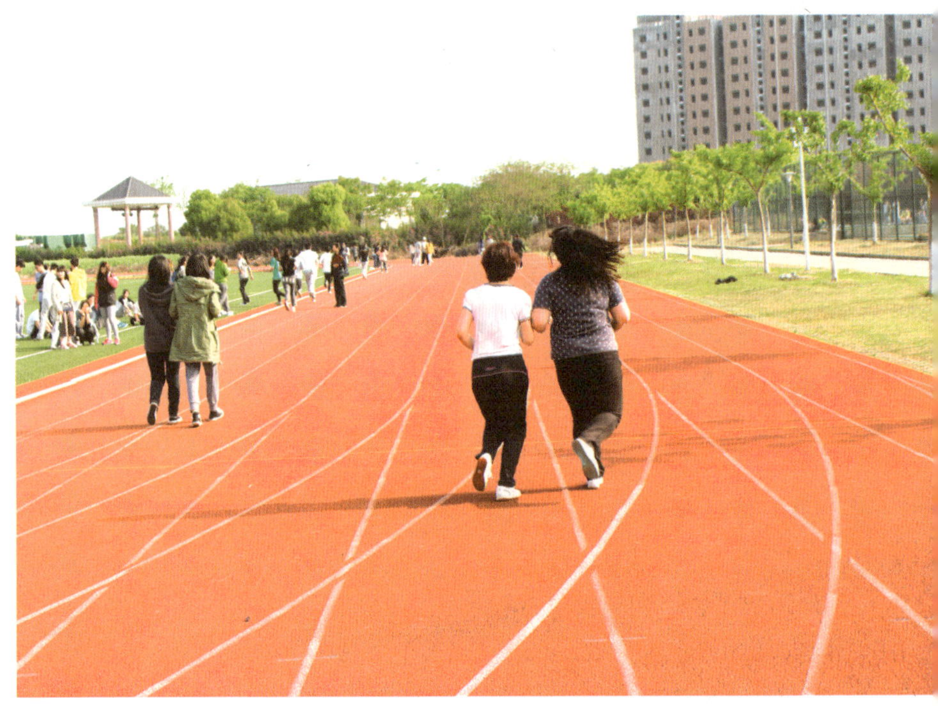

们的健康状况，而且可以改变我们的精神面貌。对于青少年而言，更应该经常进行体育锻炼，只有在运动中生命才会越来越旺盛，精力才会越来越充沛，学习、工作的效率也会越来越高。

1. 健身走、健身跑对青少年的健康影响。首先，健身走、健身跑有利于提高青少年的免疫能力，预防各种疾病的发生；其次，健身走、健身跑有利于促进青少年的身体发育，促进骨骼增长，对青少年血液循环、新陈代谢的促进都有很大推动作用。

2. 健身走、健身跑运动有利于缓解青少年的学习压力，可以有效地缓解疲劳，从而提高青少年的学习效率。经常锻炼可以提高他们的活力，可以让他们在锻炼中感受生活、感受自然，在锻炼中放松自我。锻炼后他们会更清晰自己的奋斗目标，会对生活和学习更加用心，精力也会更加充沛。

❖ 健身走、健身跑对中老年人的影响

当迈入中老年之后，特别是迈入中后期后，人体的各个组织器官伴随着年龄的增长开始衰退，相应的人体生理功能也开始衰退，这种情况尤其在中老年身上表现比较突出，并且有明显的特征，我们将这种变化称为人体的衰老特性。当然这种衰老是一种正常的生理特征，而这种衰老容易和疾病结合在一起，从而导致中老年人衰老的速度更加迅速，也会造成中老年人寿命的减短。实际上，中老年人衰老的最大影响因素是疾病，疾病会加速中老年人的衰老程度。如果不受病情的影响，人类正常的寿命可以达到 100 岁。因此，我们应该更加珍视自己的健康，强身健体，增强预防疾病的能力，尽量排除外因对身体方面的影响。一般情况下，人体从 30 岁各器官开始出现衰退的现象，60 岁以后衰退的程度会更加明显。

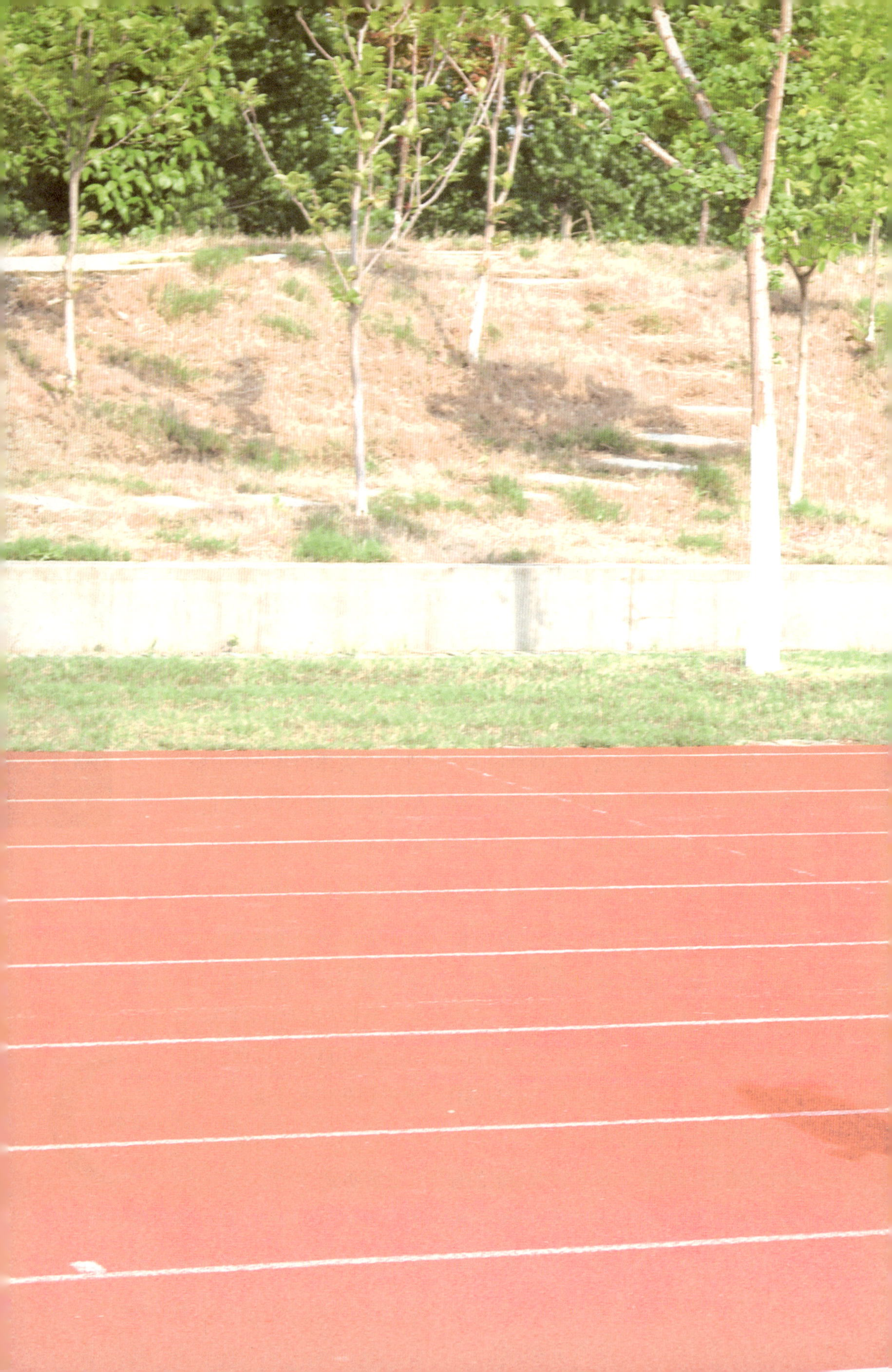

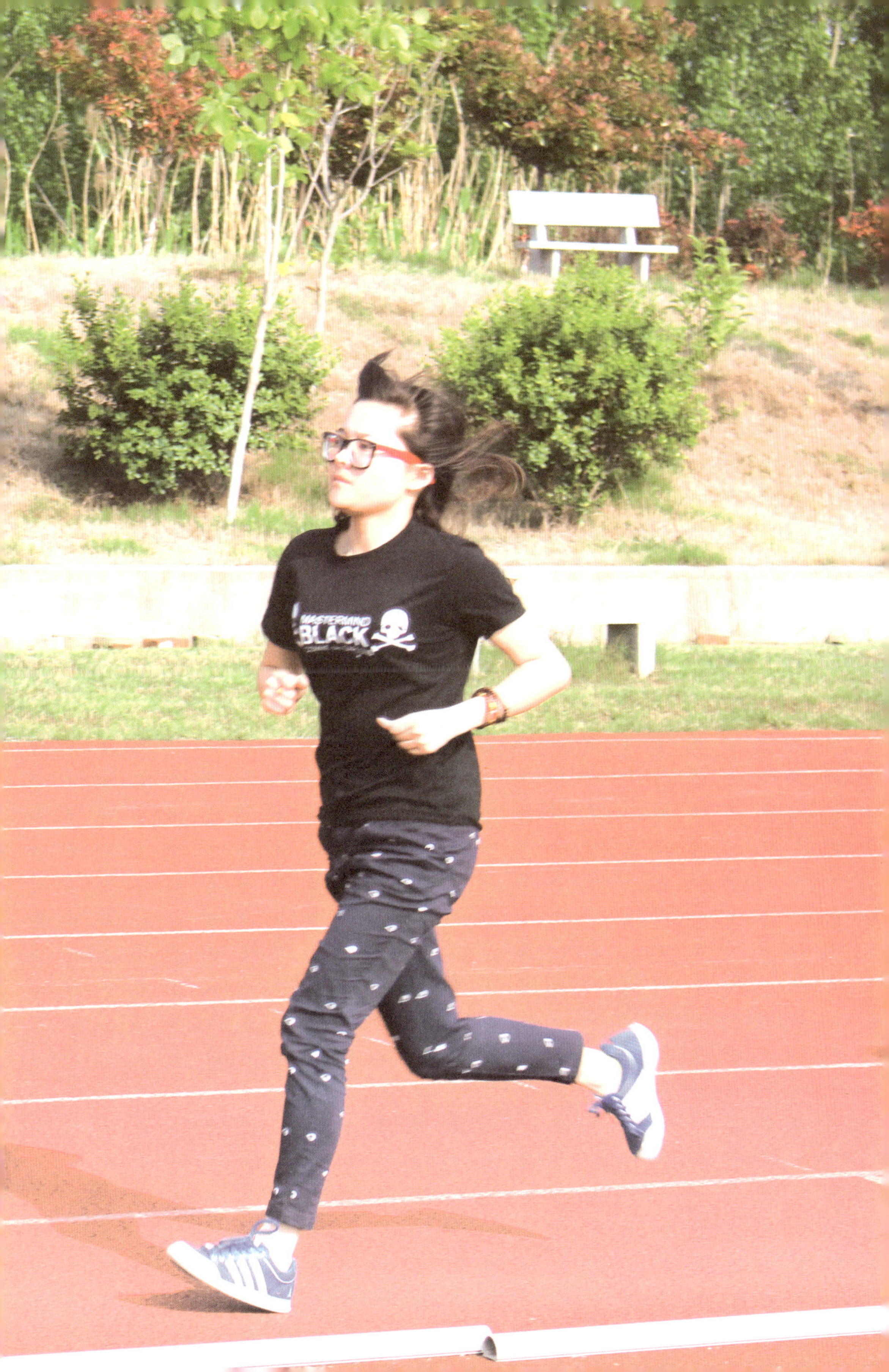
MASTERMIND
BLACK

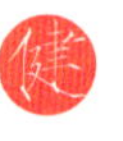
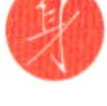
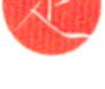

锻炼的目的是为了增强人的健康指数，提高人的生命力度，锻炼身体同样也可以提高人的工作、学习能力，充实人们的业余生活，丰富人们的精神文化生活，也可以起到延年益寿的作用。经常进行运动，对于老年人而言，可以防止疾病，提高心肺功能，也有助于中老年保持积极、乐观的态度。在运动的过程中，可以提高中老年人的新陈代谢功能，如果长时间不运动，人的血液循环就会减慢，身体的肌肉组织就会松弛，肠胃的吸收消化功能就会降低，各种器官组织功能就会相应减弱，从而造成组织器官的衰退。

人体生命进行活动的基本形态就是新陈代谢，而新陈代谢随着人们年龄的增长就会逐渐降低，人体新陈代谢一旦开始减慢，人体各个器官就开始跟着衰弱，而进入老年期的人群，生理结构仍然可以得到提高和改善，只要通过合理的调养，坚持锻炼，身体的基本功能和身体肌肉组织结构就能得到改善。这里的运动是指合理的锻炼，因为适当的运动可以激发人体的运动组织功能，加速全身细胞的活跃度，提高新陈代谢的功能，从而能够加速体内血液循环的流通，血液循环的加速又可以给身体各部位组织细胞提供更多的能量物质和氧气供应，进而改善人体原有的细胞，促进人体器官、组织的更新代谢。长期坚持就会减轻中老年人的衰老进度，有效地提高中老年人的生理机能，起到推迟或者延缓中老年人衰老、增强健康的目的。因此经常进行锻炼对于增强中老年人身体健康，减缓衰老是非常有益处的。而对中老年人的影响主要表现在以下几方面：

1. 有益于中老年人运动系统方面的改善

进入老年阶段，最容易出现的疾病是骨质疏松，而这一疾病的出现，一方面是体内钙元素的补充不够丰富，另一方面是体内骨骼处的血液循环比较迟缓，难以满足骨骼处的需要，而预防骨质疏松的最好方法就是锻炼，当然前提是不缺乏营养。经常进行锻炼的中老年人，不仅可以促进体内的新陈代谢，而且可以改善体内的血液循环，尤其是对骨骼处血液循环会有很大的改善作用，可以减少骨骼处的物质流失，提高骨骼的柔韧度，促进骨骼附近韧带的增长，使骨骼骨质更加紧凑，骨质抗压能力更大，这样就能提高骨骼的抗压、抗拉、抗折、抗扭的能力。可以降低中老年人骨质疏松情况的发生，可以有效推迟老年人骨骼衰老的进程。

另外，运动可以促进人体骨骼血液循环，提高人体骨骼的新陈代谢，促进骨骼保持良好的弹性和柔韧度，可以有效地延缓骨骼细胞的老化程度。据有关专业人士研究表明，经常参加健身走、健身跑的中老年人和不经常锻炼的中老年人相比，他们发生骨质疏松的

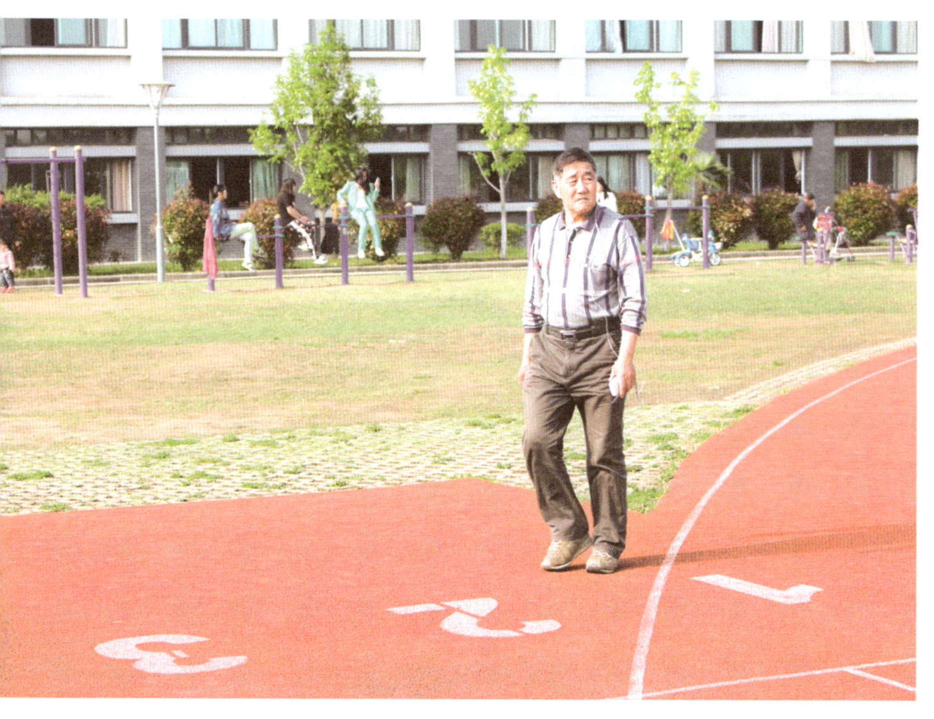

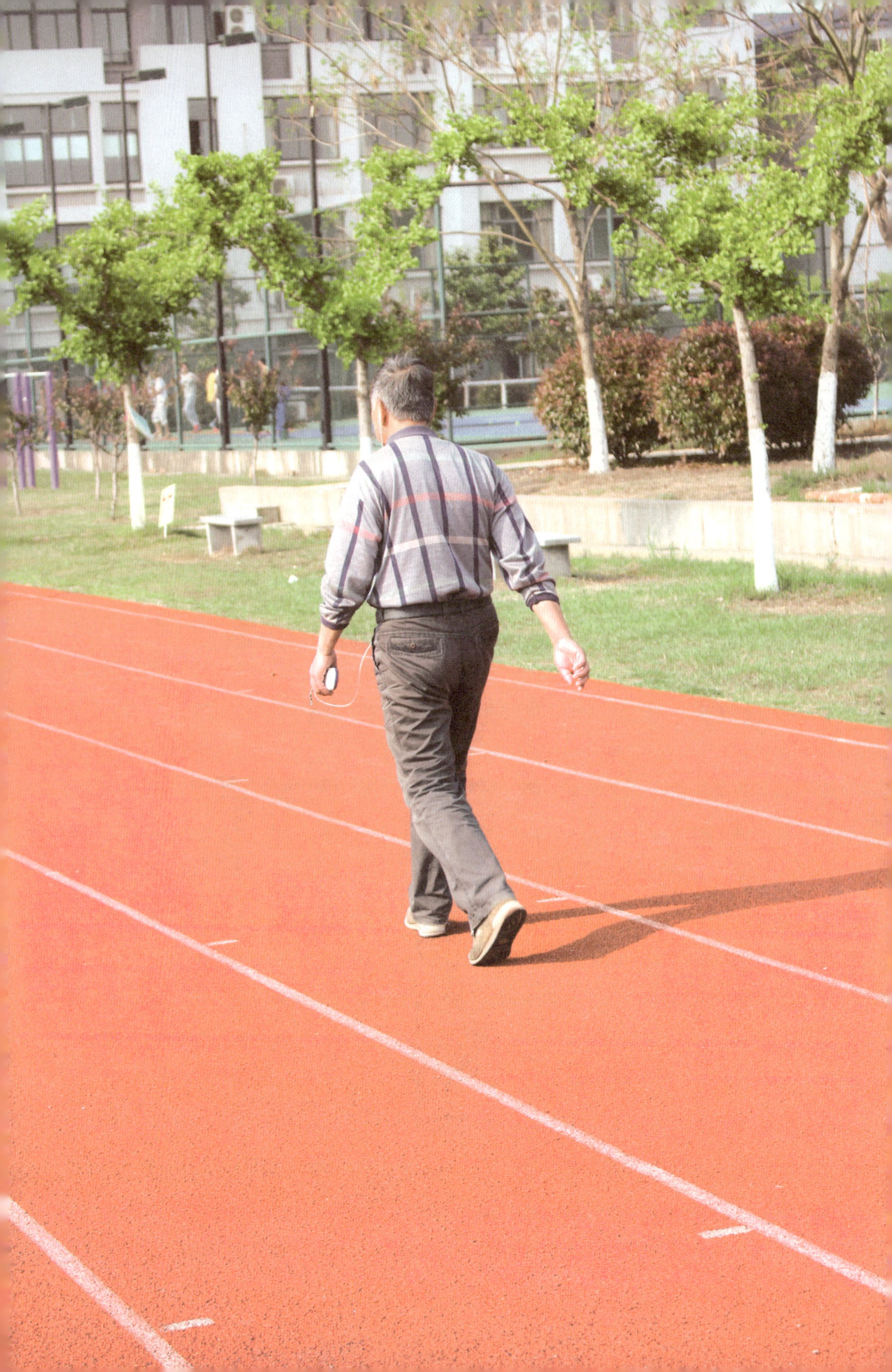

概率分别为 35% 和 65%。由此可见，经常参加锻炼可以提高骨骼关节的柔韧度，提高骨骼的灵活度和抗压度，对中老年人预防关节炎、骨质疏松、预防肌肉萎缩、关节强直、韧带松弛等疾病都有很好的作用。在调查中了解到，如果坚持三个月的健身走、健身跑运动，中老年人的关节柔韧度可以提高 10% 左右，同时可以降低肌肉组织的衰老。

经常进行健身走、健身跑锻炼，可以加强肌肉纤维组织，提高肌肉组织内部能量，增强肌肉纤维组织的灵敏度。在调查中也发现经常进行锻炼的中老年人其肌肉的工作能力要比不经常参加锻炼的中老年人的肌肉工作度要高出许多。

2. 有益于中老年人神经系统的活跃

到了老年，不仅人体机能会不断地衰弱，神经系统也会相应地反应迟钝，这就容易引发中老年人老年痴呆，老年人神经衰弱症状的产生。而要预防这些症状的发生，就需要老年人经常参加运动。因为经常参加健身运动，可以有效提高人体神经系统的活跃度，增强记忆，有效预防老年神经衰弱。经常进行体育锻炼可以提高大脑皮层的兴奋度、活跃度、灵活度和平稳性，可以缩短大脑的反应时间，对事物及时地做出分析判断，从而可以提高中老年人的活跃度，增强动作的灵敏性，让其精力更加充沛，保持一个良好的精神状态，提高工作办事的效率。

经常参加锻炼还可以缓解疲劳，可以调节精神紧张的状况，有利于改善中老年人的睡眠质量。此外经常参加锻炼，还能推迟中老年人衰老的进度，可以提高大脑血液循环，提高大脑活跃度，减少脑硬化、脑梗死、脑缺氧的现象发生，可以让脑部得到充足的氧气，从而保持精力旺盛，提高生活质量和工作效率。

3. 有益于延缓中老年人心血管的衰老

根据近几年来的统计，中老年人发生心脏疾病、心肌梗死的比例在不断地提高。那么中老年人在日常生活中又该如何预防这种情况的发生呢？要想增强心血管的功能就要在平时生活中多加强自身锻炼，因为锻炼可以提高心血管功能。在运动过程中心肌的兴奋度会不断提高，从而会加强心肌的收缩力度，会加速心肌处的血液流通速度，而血液的流通又会给心肌带来充足的氧气，心肌处的氧气供应充足了，就会增强心脏的运动强度，提高心脏功能。另外，经常参加运动，特别是进行健身走、健身跑这种有氧运动，可以降低人体血脂，从而减少人体心肌血管疾病的发生概率，提高人体心肌功能。人体心血管疾病的发生概率降低还会使人体血压相对保持稳定，可以很好地预防高血压疾病的发生。与此同时，心肌氧气的充足，可以很好地延缓心血管的老化，有效加强血管的抗压能力，延缓血管的衰老和硬化，有利于预防老年人高血压、心脏病、冠心病的发生，特别是进行健身走、健身跑这种有氧运动。

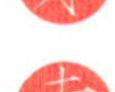
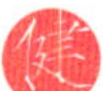
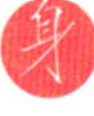
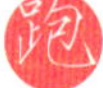

4. 有益于中老年人肠胃健康

中老年人参加健身走、健身跑运动，可以改善消化系统，进而提高自己的食欲。因为运动过程中可以使肠胃组织分泌出更多的消化液，从而提高肠胃的消化功能，一方面可以提高自己的食欲，另一方面也可以提高自己消化食物的能力，改善自己的消化系统，从而提高肠胃对能量物质的吸收。并且经常参加锻炼还可以提高和改善肝脏组织的功能。

5. 有益于增强中老年人的免疫力

不管是中老年人还是青少年朋友，只要经常参加锻炼，就可以很好地提高自己的免疫能力，可以减少感冒、发烧、咳嗽等轻微疾病的发生，可以有效提高身体对疾病的抵抗力，起到自我保护的作用。而老年人在这一方面更加应该注意做好锻炼，因为老年人本身的抵抗力就比较脆弱，如果不经常运动，身体的免疫力就会大幅度下降，只要有轻微的感冒、发烧就会受到感染，所以中老年人更应该加强自我锻炼。

6. 有益于中老年人呼吸系统的改善

随着年龄的增长，中老年人的呼吸系统也逐渐发生变化，在呼吸系统方面主要表现在三方面，第一是肺部的呼吸机能减弱，主要表现在呼吸肌肉功能力量的减弱。第二是肺部细胞的增大，也就是肺泡体积的增大。第三方面是肺部的弹性功能下降，肺部的换气和通气功能下降。而经常锻炼可以提高肺部的通气量，可以增强肺部肌肉的呼吸力度，提高肺部细胞的张开率，能够提高人体肺活量，从而改善人体肺部肌肉组织的弹性，提高肺部功能，预防肺部老化。肺活量的提高可以加大肺部的通气力度和换气强度，可以增强肺部对氧气的吸收，从而提高身体各个器官的代谢功能，促进人体的新陈代谢。据有关调查显示，进行健身走、健身跑锻炼的中老年人，在安静状态下的呼吸频率比一般人的呼吸频率要慢 7 ～ 12 次，相比之下肺活量比一般中老年人的肺活量都要大。另外，经常进行健身走、健身跑锻炼的中老年人发生气管炎、支气管炎的概率比一般中老年人低 30% 左右。

7. 有益于中老年人控制体重

经常参加锻炼不仅可以达到强身健体的作用，而且可以让身体过多的脂肪消耗掉，可以加速体内能量的释放，提高身体的代谢功能，从而可以让中老年人保持一个好的身材。并且对于中老年人来说有利于提高自己的精神状态，保持良好的精力。

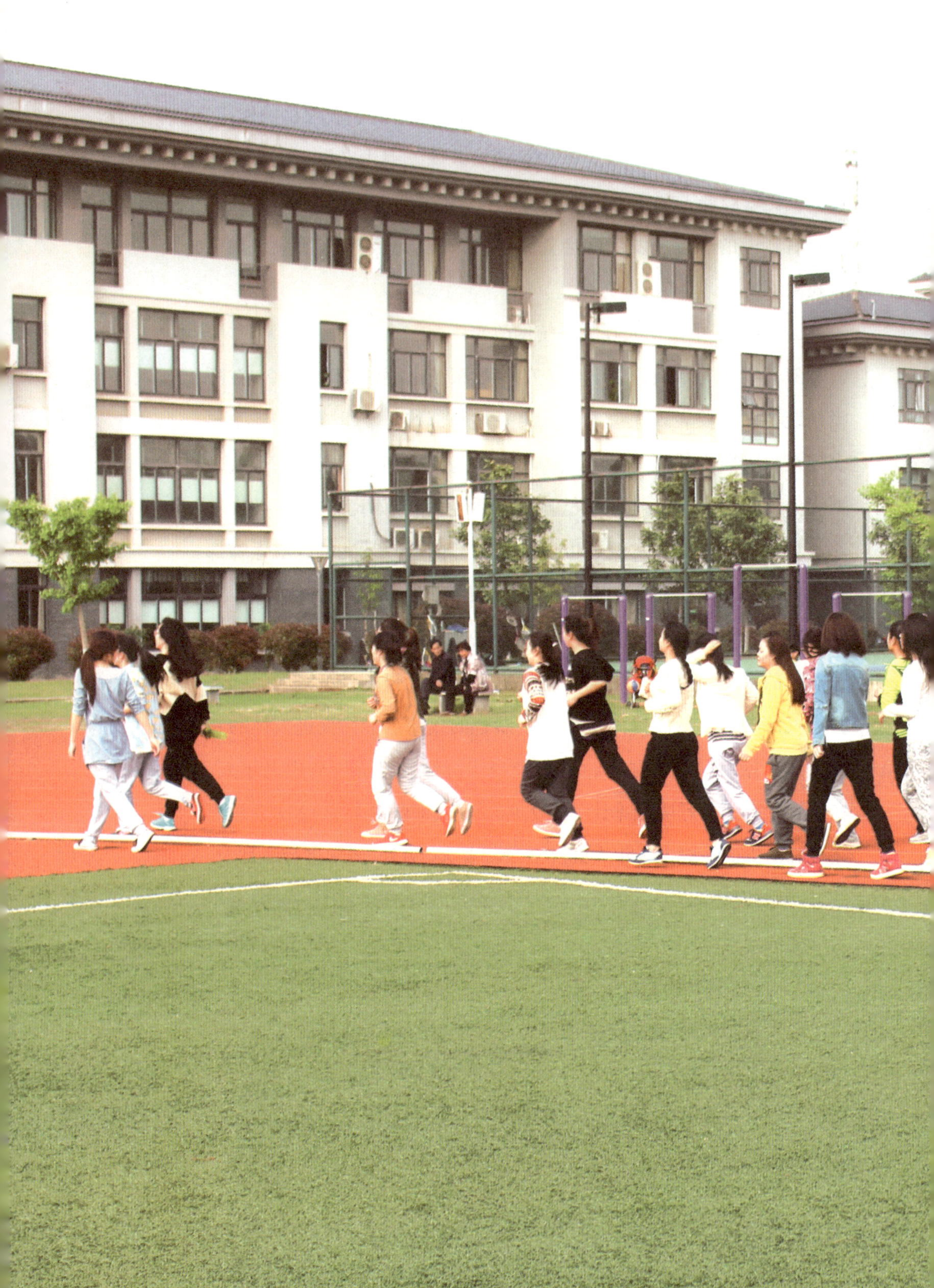

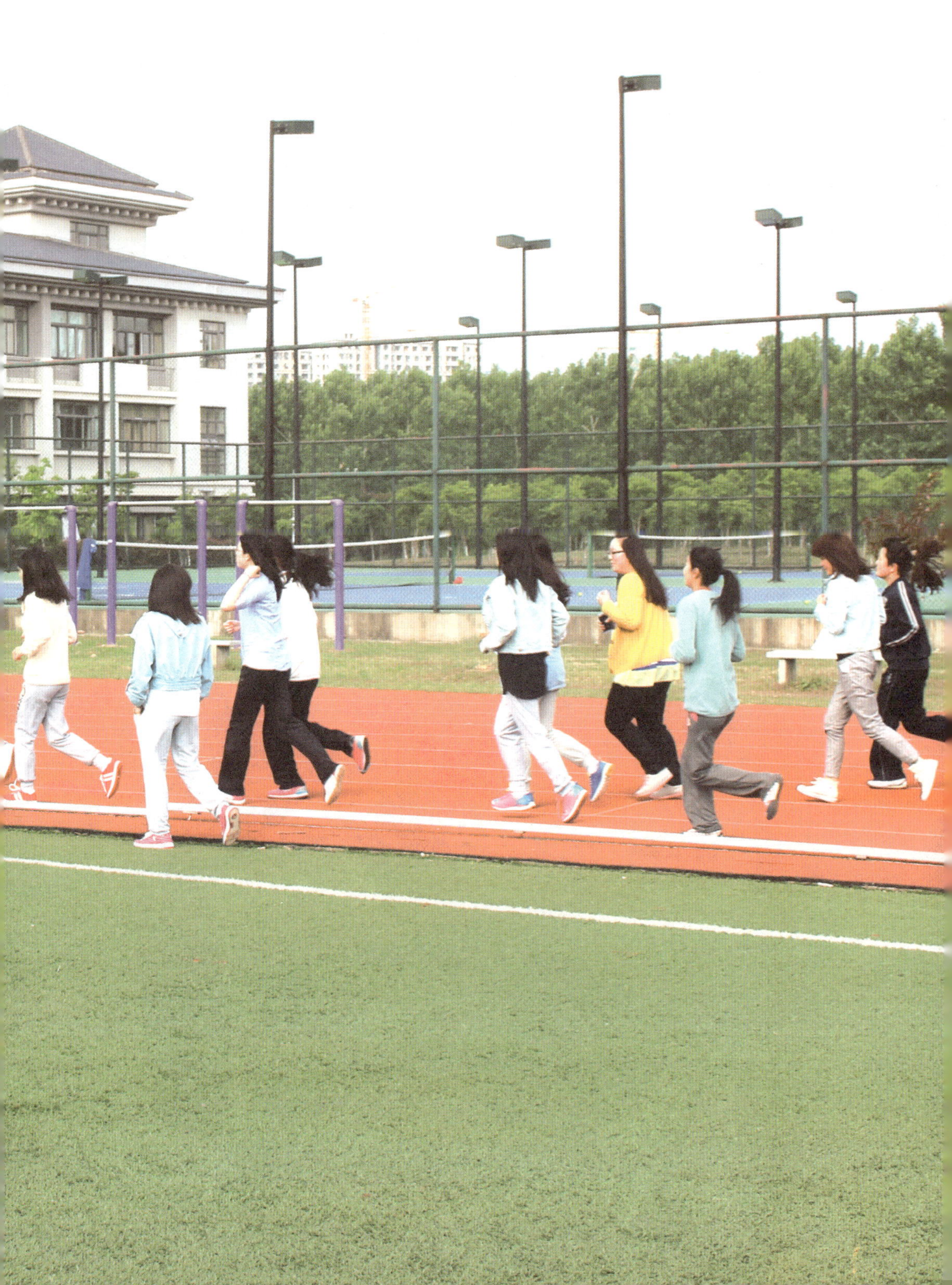

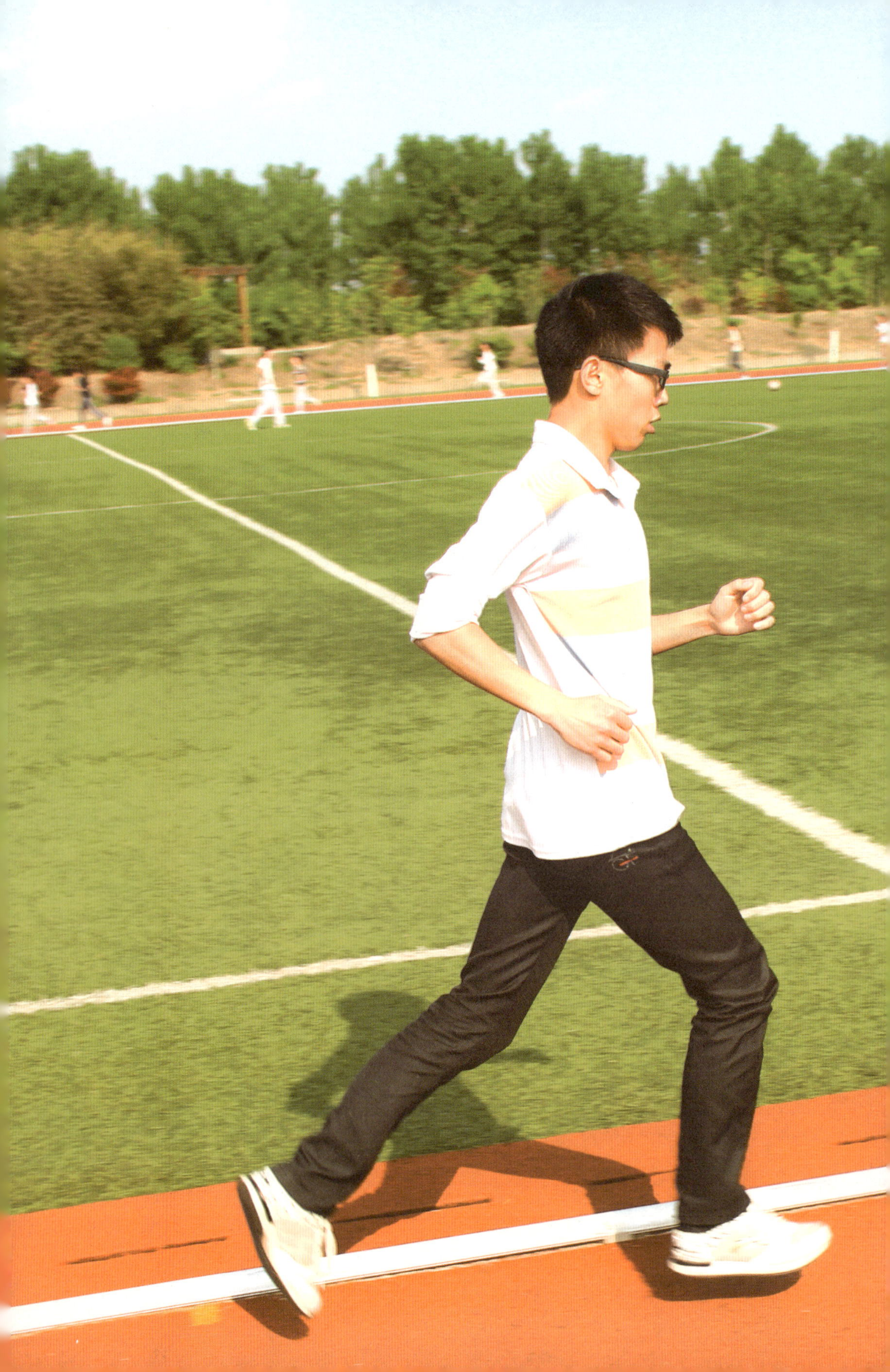

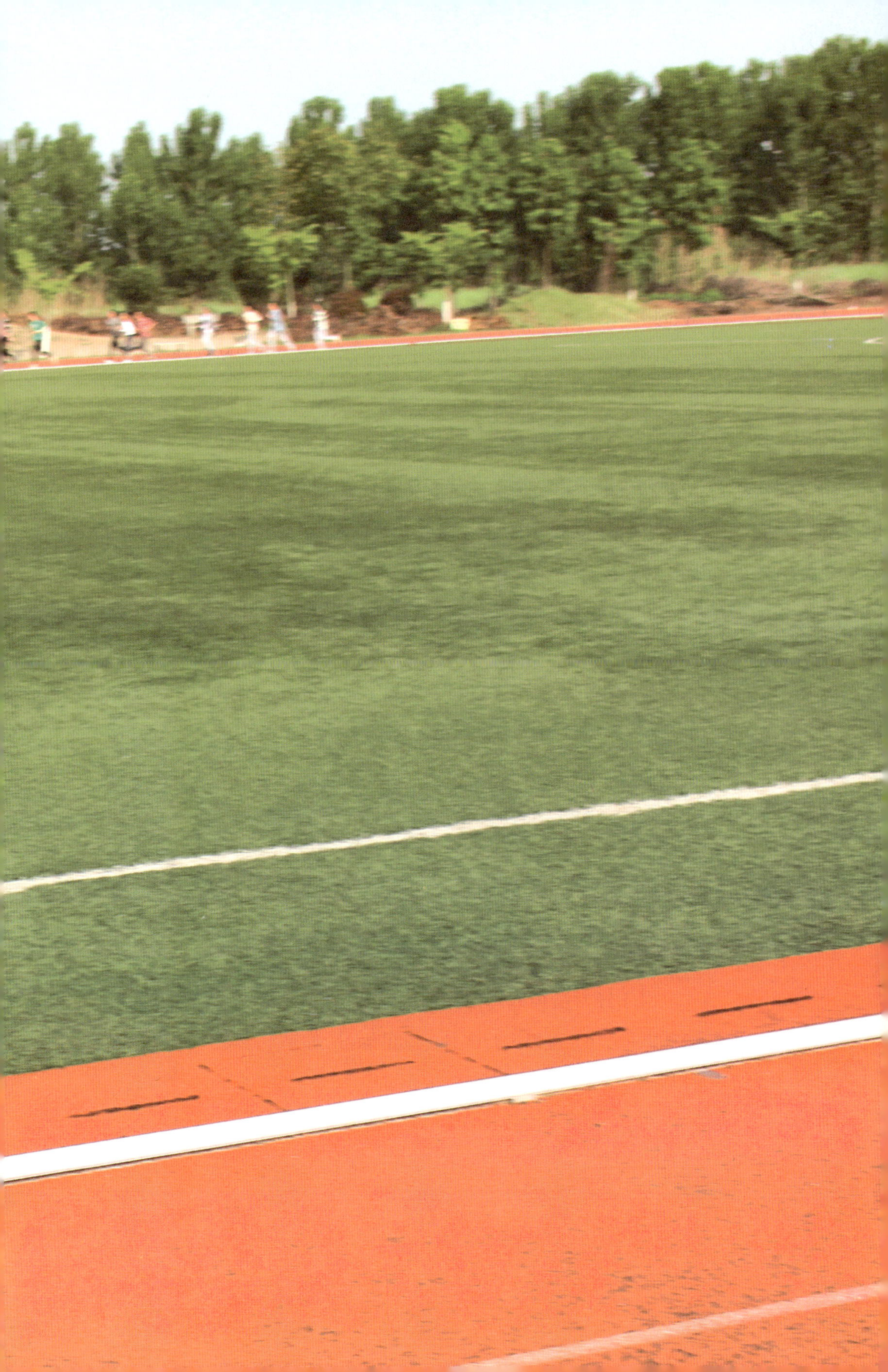

健身跑对中老年人而言，最大的影响在于健康方面的影响，因为人一旦进入中老年这个层面，身体各种疾病就容易发生。而进行健身走、健身跑能有效地缓解中老年人身体各器官的衰老，可以有效地增强中老年的免疫能力，提高对各种疾病的预防。

中年人一般生活压力比较大，经常锻炼可以有效地缓解个人压力，提高自己的精神状态，让自己每天工作都富有生机，精神饱满。老年人一般都在家养老，而且到了老年睡眠时间比较短，有大把的时间都可以用，老年人经常进行健身走、健身跑不仅可以把自己的时间充分利用上，而且可以在锻炼中结识新老朋友，可以提高自己的生活质量，可以很好地解决老年人因为无事可做而产生的无聊。

生命来自运动，健身走、健身跑这项运动也很好地丰富了我国全民运动的内容，也是历史发展的一个伟大成果，它的运动模式、运动特点很好地解决了器材和场地不足的问题，有效地补充了我国健身项目。健身走、健身跑不仅很好地丰富了我国的全民健身运动项目，而且对我国国民素质的提高也有很大的帮助。健身走、健身跑这项运动将会随着时代的发展不断地延续并发展下去，对我国国民整体健康素质的提高也将发挥不可替代的作用。

中老年人如何做好运动

对于经常参加锻炼的人，可以阶段性地加强自己的锻炼程度，增强锻炼力度,可以进行多种运动的练习。如果不经常参加体育运动，可以根据自己的身体状况，制定一套适合自己锻炼的运动方式，在制定的过程中要根据自己的健康状况、个人目标、运动特点、危险程度等因素来选择。健康因素是我们制定运动项目的基本因素之一。

❖ 制定自己的运动目标

不同的人根据自己的健康状况，可以拟定出不同的运动目标，对于中老年人而言，可以结合自己的身体情况，制定出适合自己的运动目标。一般情况下制定目标主要是为了提高自身的健康水平，或者为了预防慢性疾病的发生，保障个人的健康，在制定目标时，也可以结合自己的兴趣爱好，根据自身情况目标要有侧重性。

我们在制定自己运动的目标时，往往是为了提高自己的健康状况，或者是为了提高我们身体部位的功能，比如说，为了提高心脏功能，或者提高呼吸系统功能。在如何预防疾病方面，特别是慢性疾病的预防，我们往往顾及不到。中老年人进行运动可以有效地提高自身免疫力，从而可以提高身体抵抗疾病的能力。中老年人在制定自己的健身目标时可以灵活运用，不必按照特定的标准进行选择，可以根据自己健康状况和身体对运动的反映程度进行选择，必要的

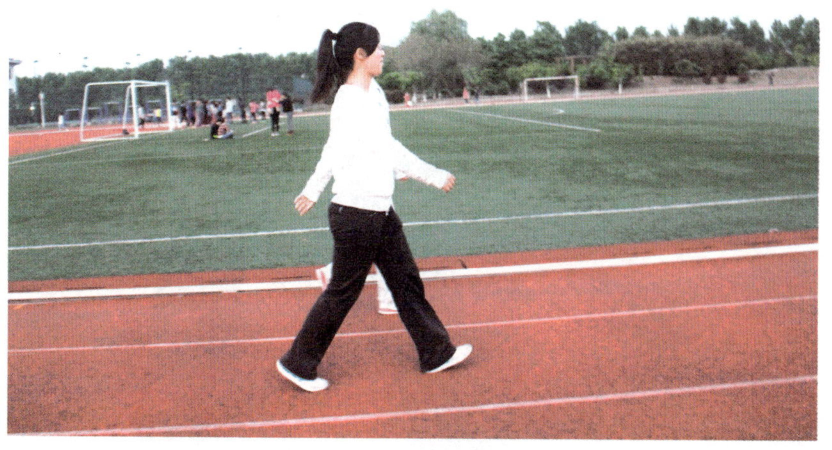

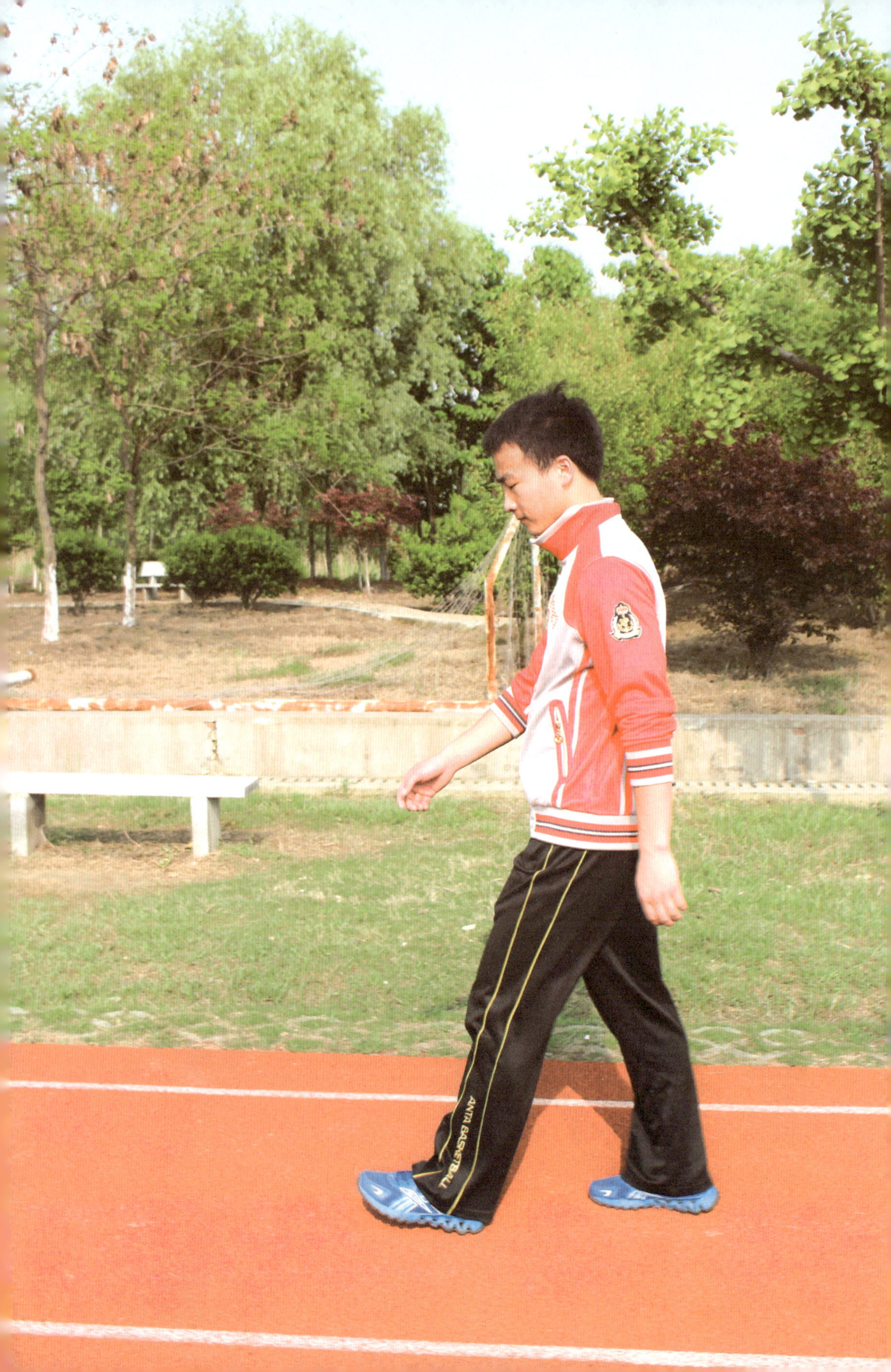
ANTA BASKETBALL

时候可以先进行锻炼，在锻炼中给自己选择一个合适的目标。因为我们每个个体对运动的反映程度不同，对训练过程中的适应度不同，再加上自身身体结构的差别，我们运动所产生的效果也就不同，所以给自己选择的运动目标也会有所不同。

选择运动目标的目的是改变我们的健康状况，提高我们的生活质量，改善我们的生活模式，对于中老年人而言，只有身体好了，才可以做自己想做的事情。运动目的主要是以预防潜在的疾病，加强自身健康和进行康复两方面的作用，这样不仅可以提高自己的健康水平，也可以起到预防衰老的作用。另外锻炼也可以很好地保护自己的身体，可以提高中老年人的心肺功能，可以很好地预防心脏病、高血压、冠心病、糖尿病器官疾病的发生，同样也可以改善我们身体器官遇到的功能性障碍，提高我们运动的效率。

❖ 运动项目的选择

在进行运动项目的选择时，中老年人可以根据自己的健康状况来决定，但必须清楚自己锻炼的目的，可以结合自己的兴趣爱好进行选择，一般情况下，中老年人的锻炼方式都比较缓和，慢柔。在运动的过程中也主要以有氧运动为主，有氧运动可以很好地提高锻炼者的呼吸功能，提高心肺系统的功能。在坚持这样的原则情况下，可以根据自己的年龄、锻炼经历、锻炼程度、锻炼时间和自己锻炼的主客观愿望进行选择，这样的运动也比较多，有健身走、健身跑运动，还有体操、舞蹈、太极拳、游泳等有氧运动项目，这些都可以作为选择的项目，当然还有其他类型的有氧锻炼方式，我们都可以根据自己的兴趣爱好进行选择。

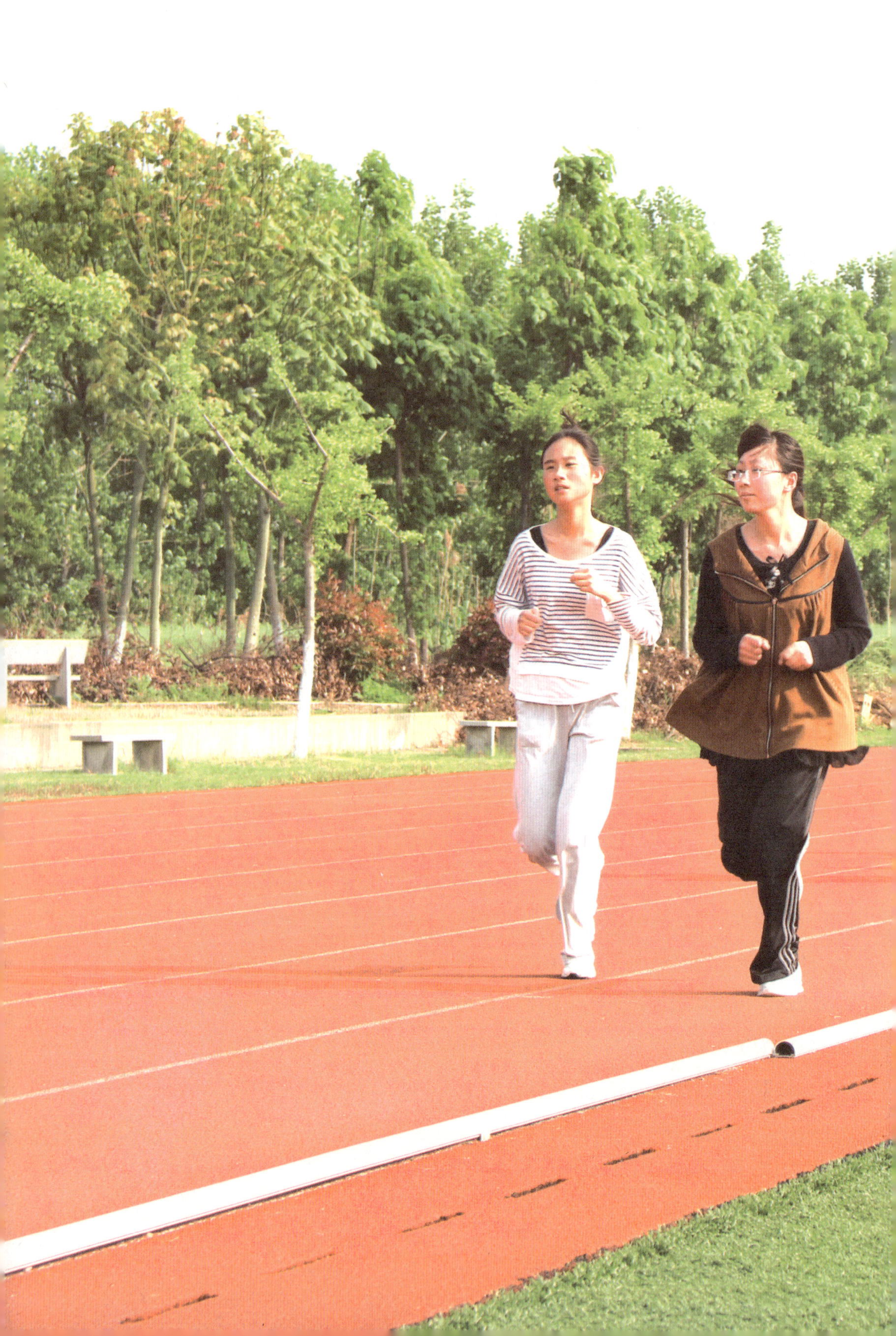

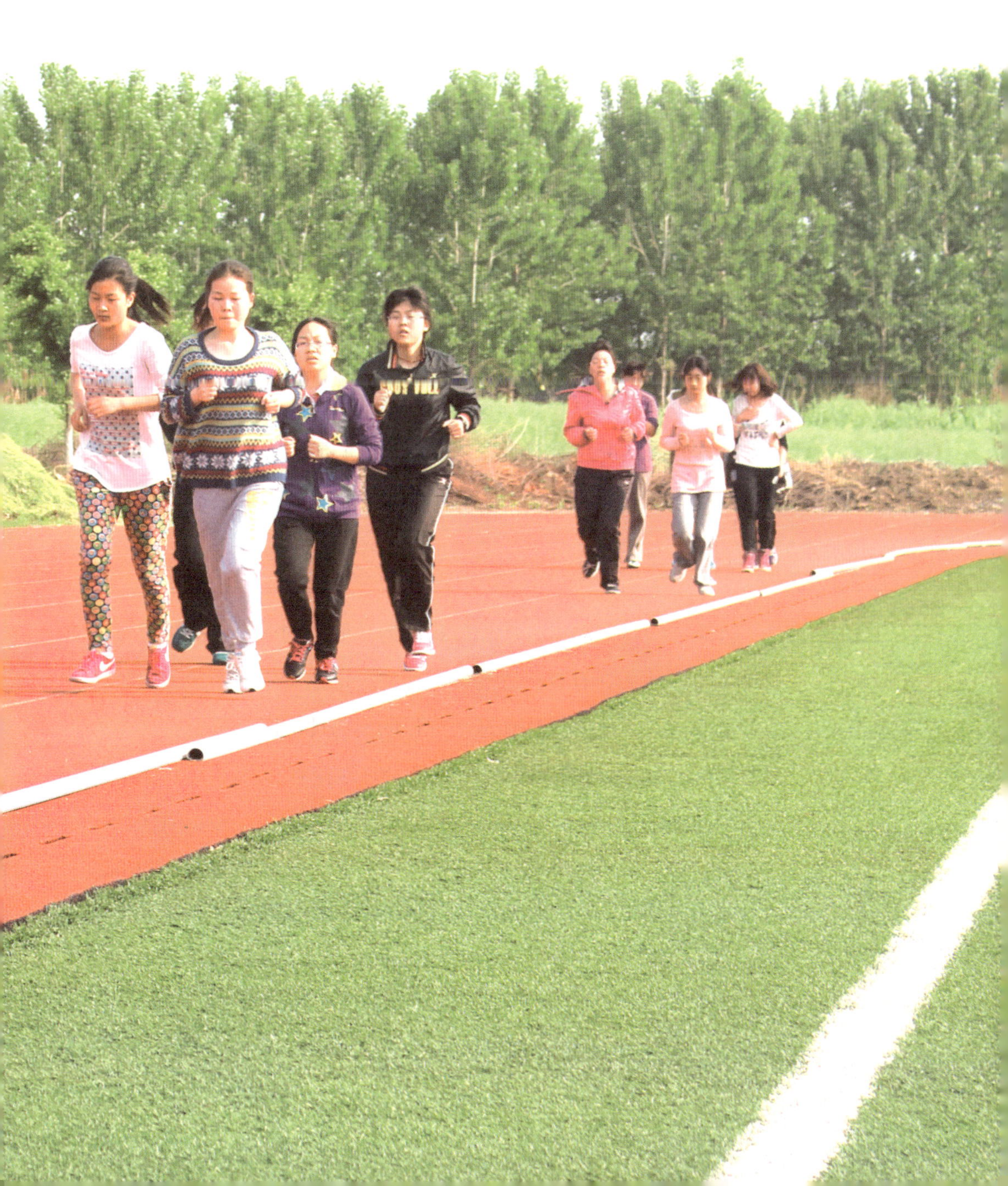

❖ 控制运动强度

运动强度是指运动的力度和运动的时间，运动都要有一个适当的范围，适当的运动主要体现在运动时间和运动强度方面，这两方面对我们的锻炼效果有着密切相关的关系，这两方面相结合决定了我们运动的能量消耗。根据相关研究表明，进行长时间的缓慢运动所消耗的能量和短时间运动高强度的训练所消耗的能量是相同的。但运动强度过大会造成骨骼关节的损伤，而相对于中老年人而言，骨骼的柔韧度抗压性本身就比较弱，所以并不适合高强度的锻炼，因此对于中老年人而言进行长时间的低强度训练是比较有利的，而健身走、健身跑运动无疑又是众多运动项目中最合适的一种运动方式。

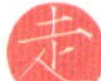

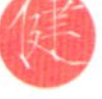

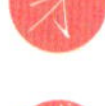

中老年人在进行运动强度的选择前要考虑以下几方面的因素，个人身体健康状况是否符合锻炼的要求，心脏以及心血管的承受能力是否处于安全状态，个人锻炼的目标以及自己的兴趣等因素。

❖ 合理控制运动时间

运动时间与运动强度是影响我们运动效果的两个主要因素，而老年人的运动又具有自己的特性，首先来讲运动强度不能超过身体的承受能力，其次要想达到运动的目的而与此同时又要保持运动的强度，那么要想达到同样的效果，唯有合理地控制好自己运动的时间，运动时间如果控制适当，依然可以达到运动的效果。根据有关报告研究，高强度的运动 10 分钟左右可以有效地改善人体的心血管功能，但与此同时高强度的运动对人体骨骼关节的损失程度也是不断增加的，因此高强度的训练虽然有效但对于中老年人锻炼是不利的，而

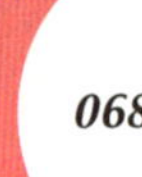

根据美国医学会的研究报告显示，进行半小时到一小时的有氧运动可以达到同样的效果，并且也有利于增强人体骨骼的柔韧度，提高骨骼的抗压能力，其中健身走、健身跑运动又是所有有氧运动中效果比较明显的一种运动。对于经常进行锻炼的中老年人，可以逐渐地增加自己的运动强度，缩短自己的运动时间，这样循序渐进地进行锻炼可以让自己的身体更上一层楼，健康状况也越来越好。

健身走、健身跑对生活的重要意义

健身走、健身跑不仅能够提高我们的身体健康水平，而且对我们的生活也会有很大的益处。我们在不断坚持和努力中也会感受到生活的快乐。

首先，我们在健身走、健身跑的过程中会提高自己的耐力，提高自己的信心，会在不断的锻炼中感受到生命的奇迹，会在锻炼中磨炼自己的意志。生命和运动有时是一样的，都是一个漫长的过程，

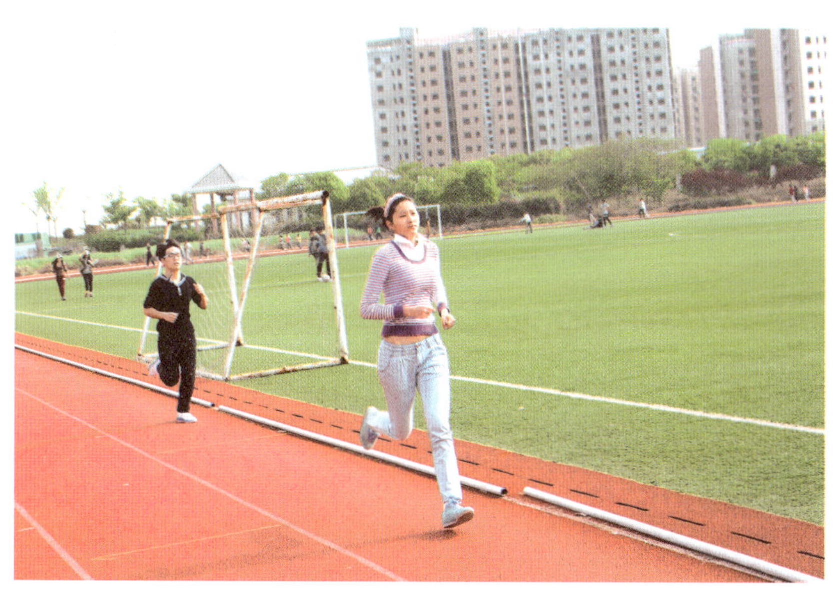

我们往往会听到这样的话，人的一生就是一次漫长的马拉松比赛，我们有时不必太在意结果，这个过程中其实我们会学到很多东西。所以我们要把运动的过程当成享受的过程，在运动中不断地感受生命的美丽，感受人生的快乐，感受生活的美好。

健身走、健身跑运动是一项老少皆宜的运动，对于青少年来说，可以促进发育，提高健身水平，增强体质，在运动中还可以放松自己，提高学习效率。对于中老年人来说，健身走、健身跑运动可以很好地提高抵抗疾病的能力，可以改善自己的精神面貌，可以让我们的老年过得更加快乐美好，让我们的生活更加丰富多彩。

在生活中我们会遇到各种各样的问题，这些问题会影响到我们的行动，会影响我们的判断。其实在我们进行健身走、健身跑的过程中也会遇到这些问题，常常我们会因为天气冷而考虑不去锻炼，或者会为感觉不舒服而考虑减少自己的运动时间，再有就是因为疾病而拖延自己的锻炼，这些其实和我们生活中所遇到的问题是一样的，但当我们在运动中不断坚持之后，尤其是在运动中形成一些良好的习惯之后，再面对生活中的问题时，我们就会淡然很多，就会迎难而上，就会敢于去解决问题，敢于坚持，这样我们就会不断地进步，不断地提升自己的能力，才会在生活中感受到快乐。

第三章

锻炼前后的一些准备工作

健身走、健身跑适合哪些人群

❖ 中国人的健康现状及问题所在

健康是国民生存的基础，是国强民富的根基，对于一个国家的发展起着根本性的作用，而我国现在的国民身体健康素质却非常不容乐观，我国国民的健康现在已处于亚健康状态，健康已经影响到我国国民的整体素质。根据我国国家卫生部、体育部和教育部对国民体质的检测结果来看，近几年来，我国国民人体各项指标极其不均衡，该低的不低，该高的不高，据不完全统计，目前我国有70%的国民健康状况是属于亚健康的。

中国人的身高平均降低了3厘米而体重平均增长了1~3千克，肺活量下降了500~800毫升，血压升高了1.3~1.7千帕，糖尿病患者也以每小时125人的速度增长，心脏病的年龄段也在原来的基础上下降了15岁，根据统计显示，中国有70%的人都遭受亚健康的危害，每100个人当中就有70个人营养不良，5岁以下的儿童身高体重都达不到国际标准，全国高血压患者过亿，糖尿病患者也创历史新高。

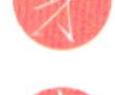
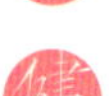

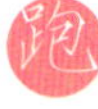

健康不仅需要我们通过饮食进行调养，更需要通过体育锻炼来增强。我国目前国民的饮食一般都没有什么特定的规律，虽然我们越来越注重健康方面的维护，但对健康知识的了解却比较匮乏。据了解，我国人民的饮食结构主要是以肉食为主，对植物类的食用还比较欠缺，经常会有缺少维生素的情况出现。我国国民对如何健康饮食缺乏一个正确的观念，而我国的营养师也是少之又少，处于非常缺乏的状态，到目前为止，我国有4000多位专业性的营养专家，也就是说每75万人中才有一位，而在其他发达国家，基本上每400

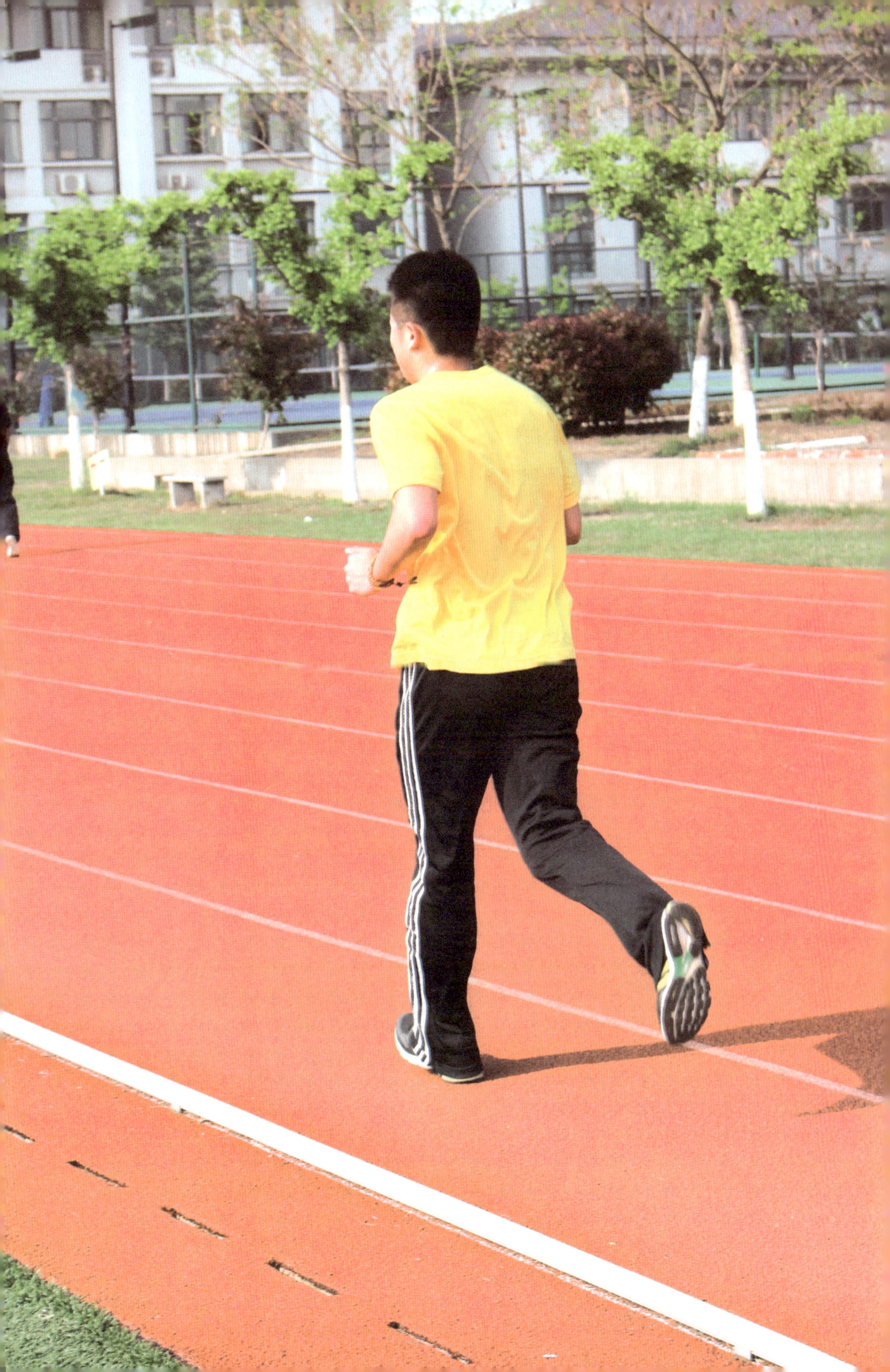

人中间就有一位营养师，当然有人说现在生活条件好，什么吃的都不缺乏，营养也不缺，感觉自己很健康。其实，正是随着我们生活水平的提高，物质的丰富多样，经常在酒肉之间穿梭，才使我们的健康不像以前那样健康，各种各样的疾病，比如，高血压、高血脂、糖尿病等疾病与我们形影不离。在这样的情况下，我国有关专家呼吁我们每个人都要注意体育锻炼，提高自己的锻炼意识，越是在紧张的生活中，越是在强大的工作压力下越是要加强锻炼，单靠吃药，吃营养品是没法换回我们的健康，我们应当在合理饮食的前提下加强锻炼。

❖ 健身走、健身跑的适合人群

1．适合青少年锻炼

青少年正处于身体的发育成长阶段，随着物质生活的提高，家庭收入水平的提高，小康生活的实现，青少年不再为吃喝而发愁，而是面对如此丰富的食品，不知道吃什么好。另外现在城市家庭一般都有一个孩子，所以把所有的爱都给了孩子，不管孩子想吃什么想要什么都没有约束地满足孩子的需求，这样的结果是过于溺爱孩子，不仅造成孩子不听话，形成以自我为中心的极端意识，也容易让孩子出现肥胖营养不调的情况。

家长为了不让孩子输在起跑线上，就给孩子报了各种各样的学习辅导班，结果孩子除了上学就是上课，在学校的锻炼时间也仅有每周的几小时，不仅给孩子造成很大的心理压力，也给孩子的健康带来了巨大的危害。

健身走、健身跑是一种比较适中的运动，而且不受场地、装备的约束，每天孩子放学或上学的途中都可以附加条件地进行锻炼，或者每天放学后都可以在操场或路边进行锻炼，当然小学生的话要在家长的陪同下进行锻炼，安全第一。

健身走、健身跑不仅可以提高青少年的发育，促进骨骼增长，而且有利于形成良好的习惯，在跑步的过程中也有利于释放学习过程中的压力。尤其是初中生和高中生，面临学习压力，面临升学压力，备受父母、亲友的关注，在这样的情况下进行锻炼可以很好地缓解自身的压力，缓解一下自己的心情，把自己的压力在锻炼中释放，这样坚持下去，不仅可以有效地缓解压力，而且可以保持自己健康的身体，有了好的身体，有了好的心情，再加上自己的努力，相信一定能够轻松地考上自己理想的学校。

健身走、健身跑运动是一项比较安全的锻炼项目，它不同于跑步，可以有效地保护自身安全。健身走、健身跑可以提高青少年的心肺

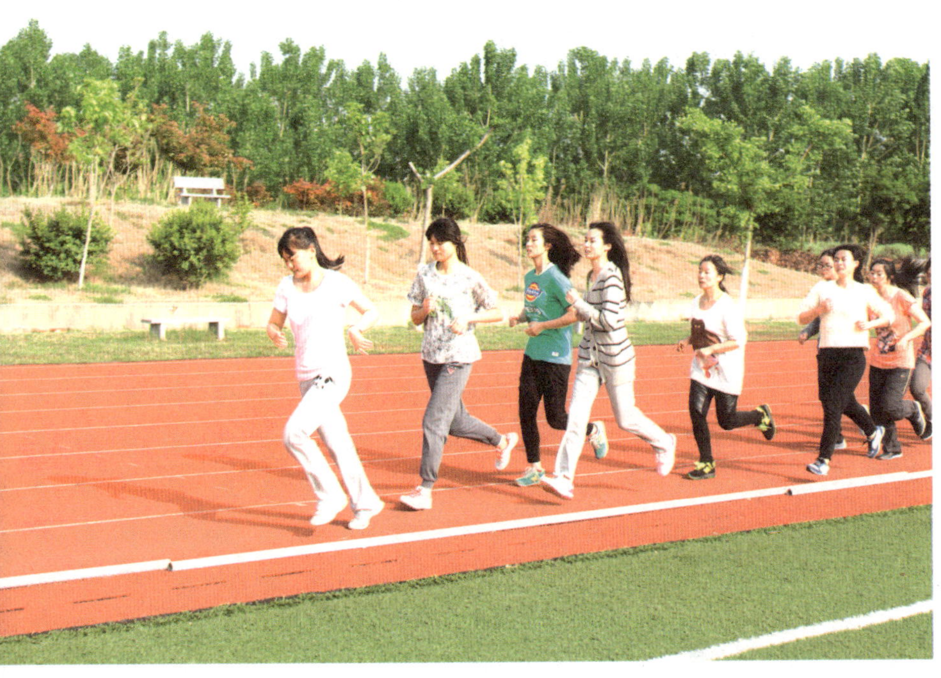

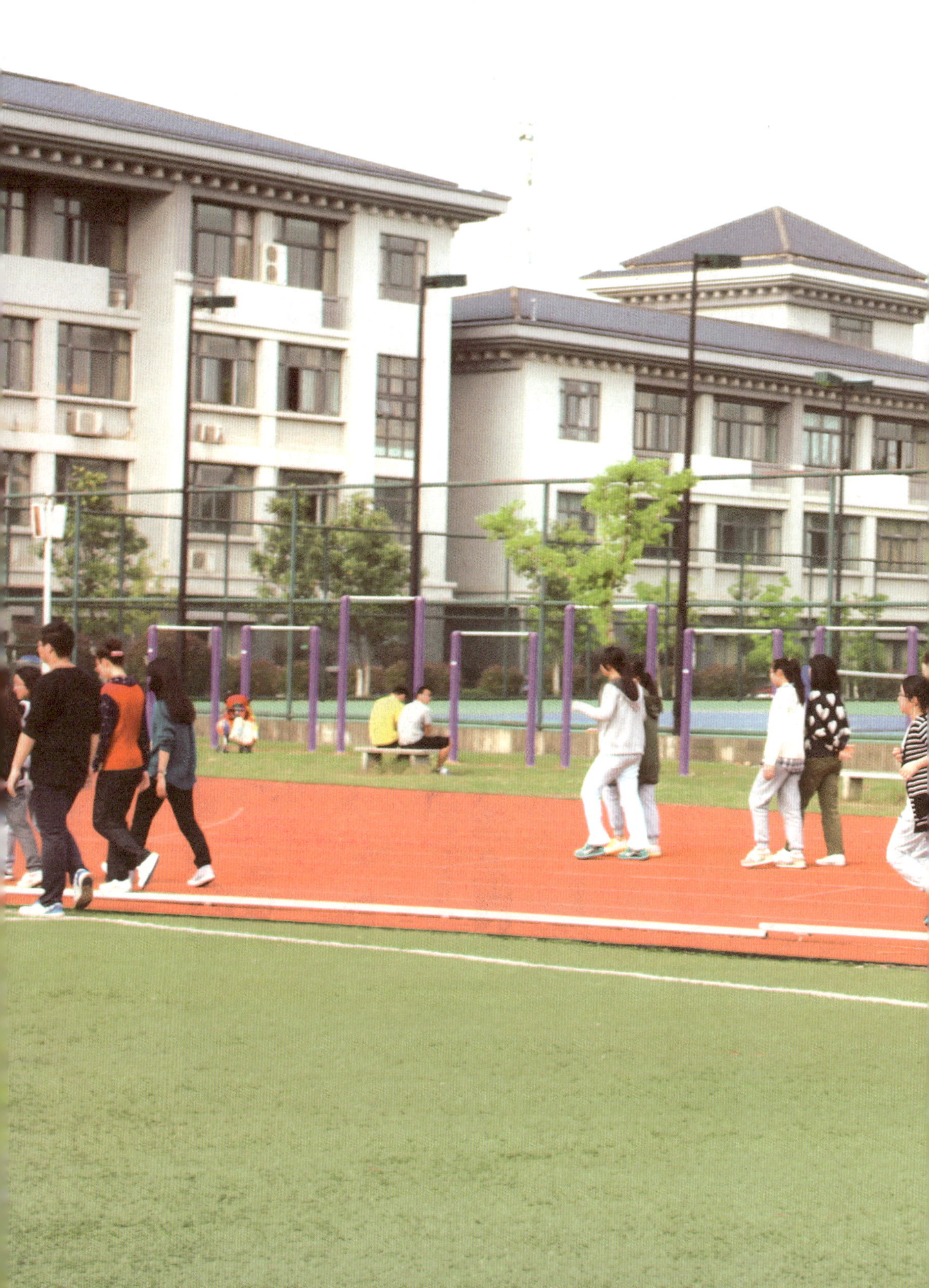

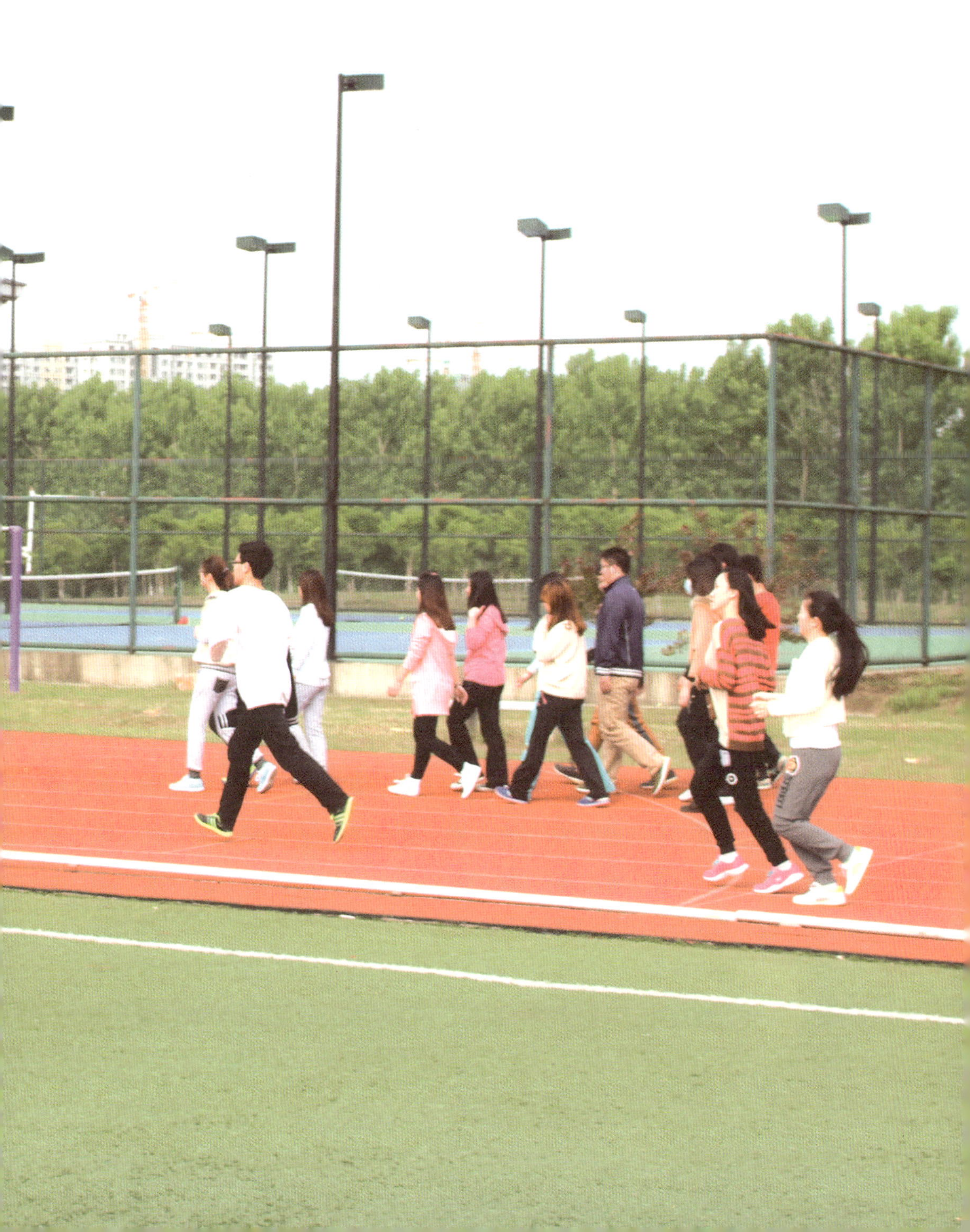

功能，缓解因长期学习而造成的肌肉紧缩、身心压力，可以提高青少年的精神状态，加速青少年新陈代谢，可以把多余的脂肪消耗掉；更好的是此项锻炼长期坚持的话有利于促进青少年骨骼增长，有利于快速长高；健身走、健身跑也可以改善青少年的思维敏捷度，健身走、健身跑可以激活人体脑部细胞，可以缓解青少年在学习中的压力，缓解疲劳，使其保持一个良好的心态。并且青少年在进行健身走、健身跑锻炼中的方式和老年人的有所不同，因为青少年比较灵活、健康，所以在锻炼过程中可以加入适当的趣味活动，可以使锻炼变得更加轻松愉快，也能让青少年在运动过程中感受到无穷无尽的快乐，使青少年能更好地坚持下去。

2. 适合中老年人锻炼

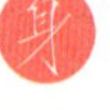
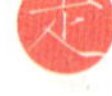
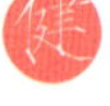
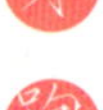

随着人口老龄化的发展，老年人的健康也日益成当今社会关注的焦点，而老年人想要有个健康的身体，不仅需要自己的调养，更要通过锻炼来增强自己的身体健康。而现实中因为老年人身体条件的局限性，很多运动都参加不了，只能参加一些轻微的运动，比如，太极、舞蹈、慢跑、慢走等运动。而有些活动则受场地、训练技术的影响，很难顺利地进行，这在一定程度上也限制了中老年人的锻炼。健身走、健身跑这项运动不仅不需要专业的训练，而且对场地、器材的要求也非常低，健身走对老年人身体非常有帮助，也是老年人常用来锻炼身体的一种方法。健身走是从古至今人们所采用的一种健身方法，具有很好的健身效果。

首先，健身走可以让中老年人放松心情，陶冶情志。如果在公园里或者在田野间进行锻炼，可以享受清新空气所带来的益处，经常锻炼肯定会变得神清气爽，而且进行慢走锻炼，还可以缓解中老年人的疲劳、失眠症状，也能达到养神宽心的效果。其次，健身走

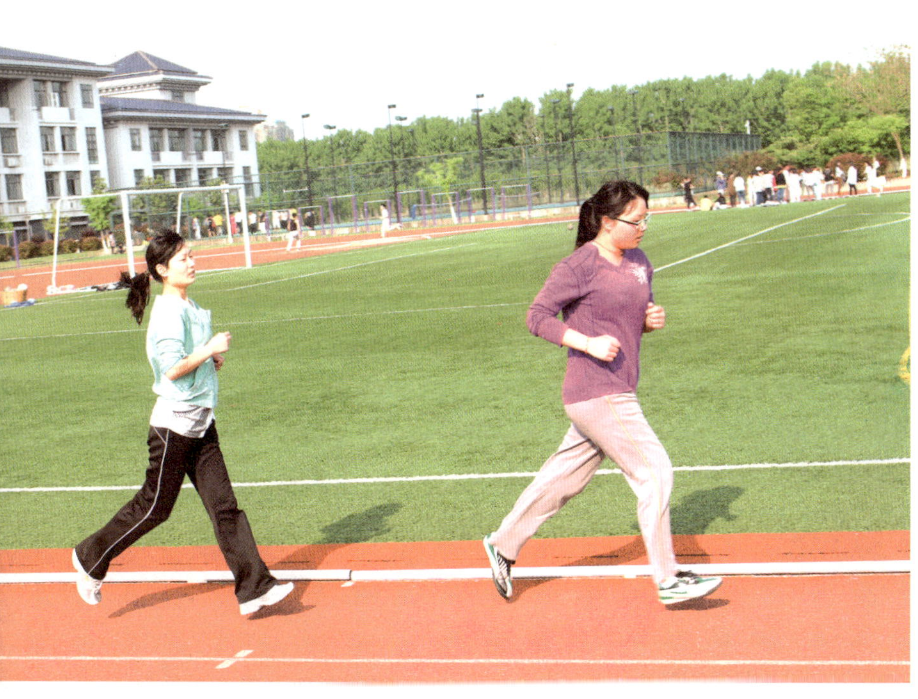

的锻炼方式比较缓慢轻松，健身走时，可以达到全身肌肉的联动，不仅能锻炼四肢肌肉，而且还能锻炼筋骨，促进身体血液循环，增强心肺功能。长期坚持锻炼也有助于预防高血压、心脏病的发生，有助于提高中老年人的饮食，促进睡眠。总之，健身走可以强身健体，保持身心健康，提高人体免疫力，对老年人非常有帮助。健身走作为健身的一种类型，中老年人要想通过健身走达到一定的锻炼效果，还需要具备一定的健身走速度，一般来说，健身走对速度的要求并不高，一般情况下，老年人每分钟 80 步左右就可以了，这个速度比老年人平时走路可能稍微快了一点，但按照这个速度锻炼却能达到比较好的效果。

健身跑其实简单地说就是慢跑的别名，其作为一种常用的健身方式已经风靡全球，成为人们日常生活预防疾病的一种很好的锻炼方法。老年人也把它作为平时运动的一种常用方法。健身跑对老年

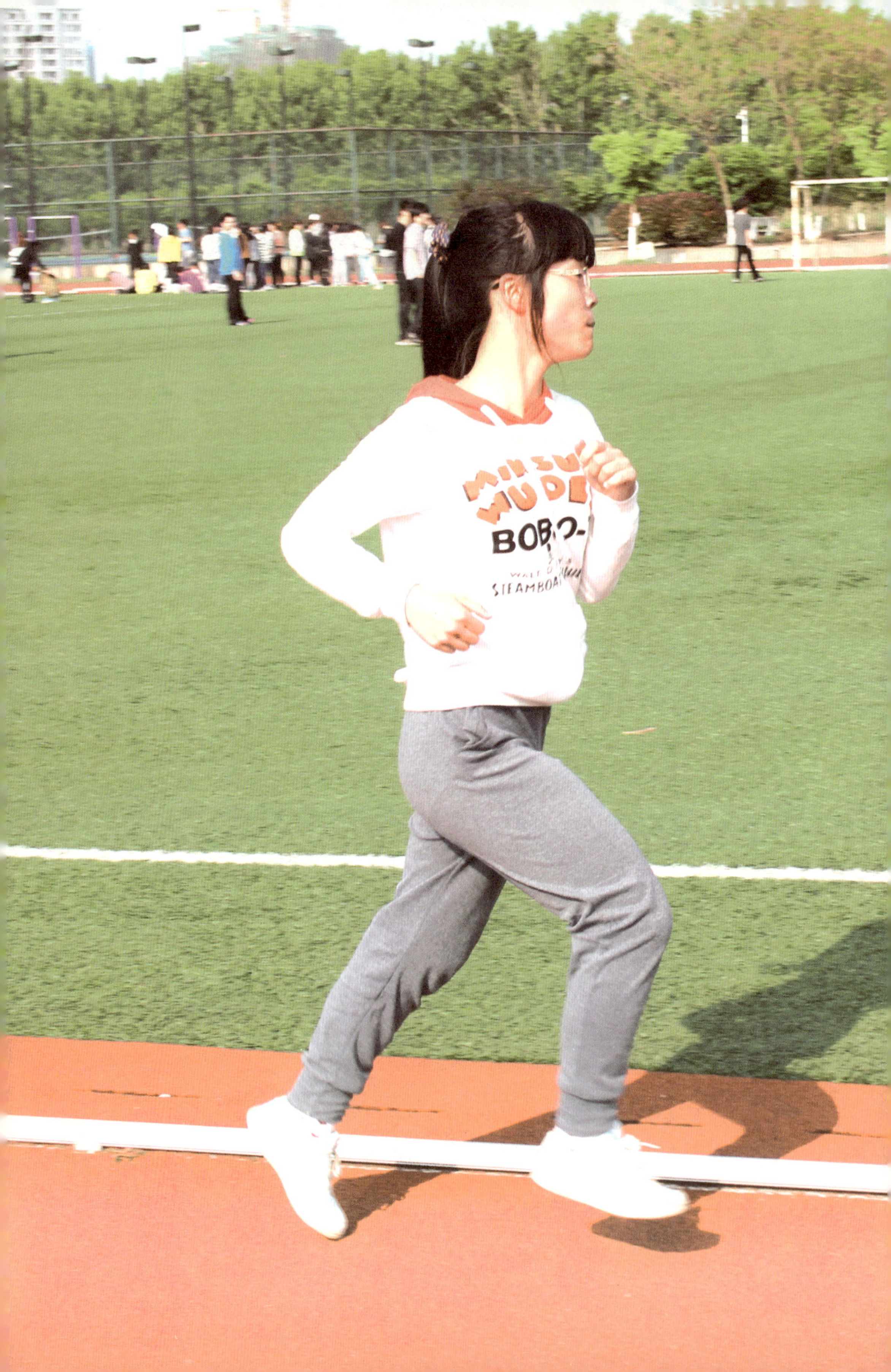

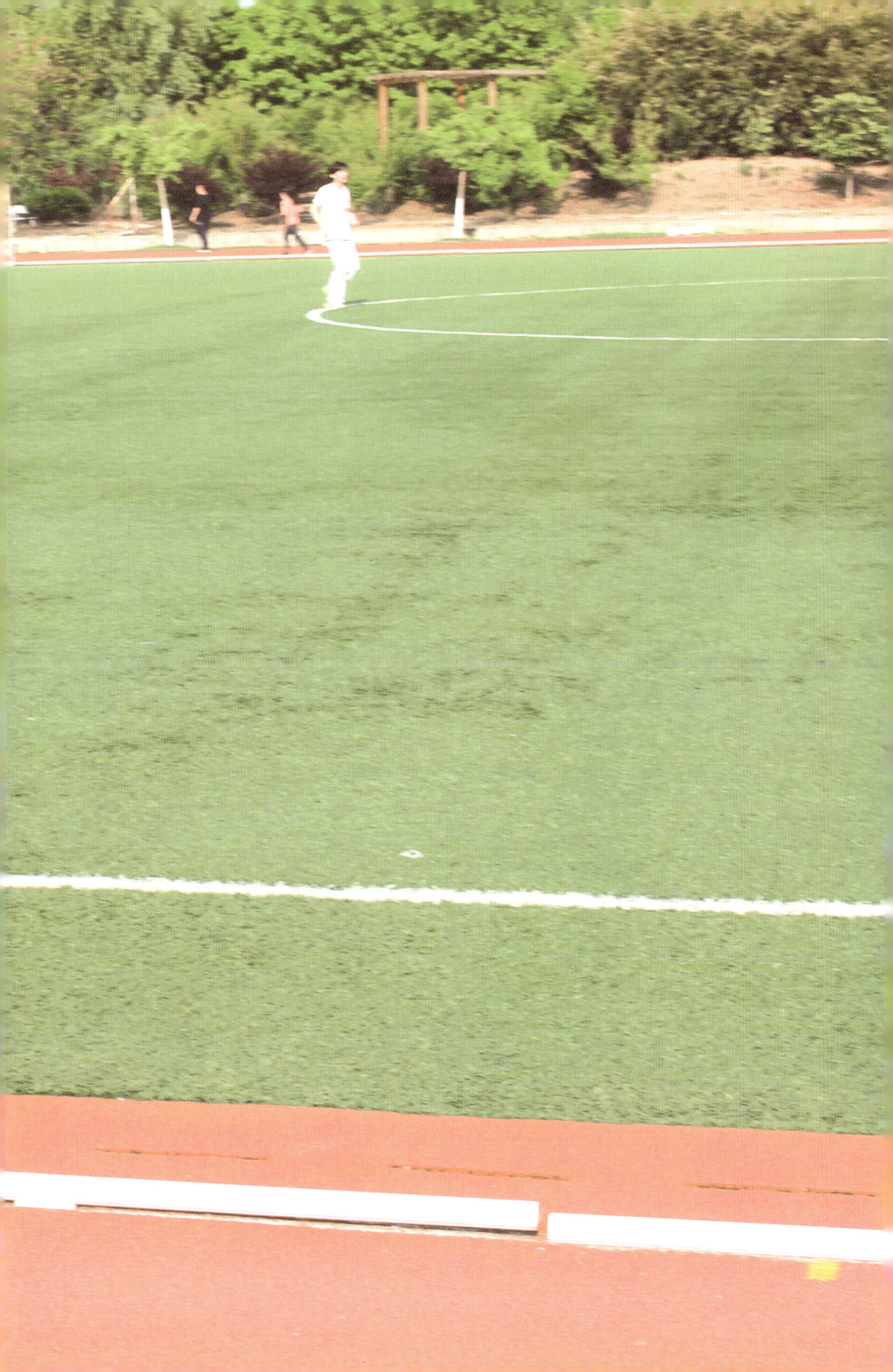

人的身心同样具有很好的改善作用，可以提高心脏的活动力度，让老年人的心跳不至于变得过慢，心脏的排血量慢慢地增加，可以扩充心脏处静脉和动脉血管的收缩幅度，进而可以有效地预防冠心病的发作。

健身跑还可以刺激人体脑部的大脑皮层，从而可以很好地调动大脑皮层神经敏感度，促进大脑皮层各神经系统的活跃度。进行慢跑时可以吸入更多的氧气，要比平时走路多 7~8 倍，这样就可以增强老年人的肺活量，肺活量大了，肺部的功能也就越强大，就可以有效地提高肺部抵抗各种疾病的功能；健身走对老年人来说也可以降低血脂、血糖的频发，可以加速体内的新陈代谢作用，对于预防各种短暂性的疾病都能起到很好的作用。老年人在进行健身跑时要注意做好体前热身运动，稍微活动下自己的身体，让自己的全身肌肉都能得到很好地放松，让自己的呼吸均匀平和。一般情况下，准备运动要做全身运动，并让自己的心跳和呼吸和自己从事的运动相符合，准备运动一般情况下做 3 分钟左右就可以了，做完后要缓慢地缓解下自己的四肢，确保自己各个部位都受到了活动，开始锻炼前要深呼吸，并且跑步时要嘴鼻共同配合着呼气、出气，健身跑的速度不必那么快，一般情况下老年人比较适合的速度是每分钟 130~140 米，体质好的也可以稍微快一点，主要是根据自己的情况，在自己接受的范围内锻炼就行。中老年人在锻炼初期要把握好自身情况，一般而言，初次运动时间不超过 10 分钟为宜，如果体质比较好的话，可以多跑 5~10 分钟。

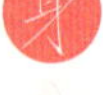
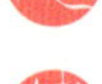
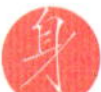

老年人在锻炼时一定要慢慢地坚持，刚开始可能速度比较慢，距离比较短，时间比较少，但这都没关系，主要是中老年人通过长期锻炼可以慢慢改善自己的健康状况，提高自己身体的免疫能力，

只要能够长期坚持下来，身体一定会越来越好，精神也会越来越好，等到逐渐适合了这样的运动，就可以慢慢加快自己练习的步伐。在进行锻炼的过程中，中老年人可以把健身走、健身跑这两项运动交叉着进行锻炼，可以先进行健身走然后活动热了再进行健身跑，等跑得比较累了，再进行健身走锻炼，这样不仅可以很好地调控自己锻炼时的体力，而且能让自己全身各个肌肉发挥最佳状态。如果遇到下雪或下雨等不宜外出锻炼的天气，中老年人可以选择在家里进行锻炼，可以在室内做小范围的健身走、健身跑锻炼，跑步的时间中老年人可以根据自己的情况来定，一般情况下可以在早晨或傍晚进行锻炼。

综上所述，健身走、健身跑是一种综合性质的运动，大到七八十岁的老太太、老爷爷，小到七八岁的小学生都可以进行此项活动的锻炼，当然在锻炼的过程中，每个阶段的人可以根据自己的情况进行选择性的锻炼，我们在锻炼中也要根据自身的健康状况，学习尚且要进行活学活用，我们在进行锻炼时更该如此。

健身走、健身跑锻炼前的准备工作

我们上学的时候，每次体育运动前都会做热身运动，国家运动员在参加各项运动前都会进行简单的锻炼。为什么我们在运动前要进行热身运动呢？这些准备活动对我们正常的锻炼又有什么作用呢？其实我们人体的各个器官、各个神经系统都是一个有机的组合，是一个整体，当我们在进行锻炼的时候虽然看起来是肌肉骨骼在运动，但实际上我们全身各个器官都参与了这个活动，我们身体各部位的器官在运动的过程中都是由大脑通过神经系统来指挥的，而大脑的主要传输中心是在大脑皮层，也就是说大脑皮层是我们整个运

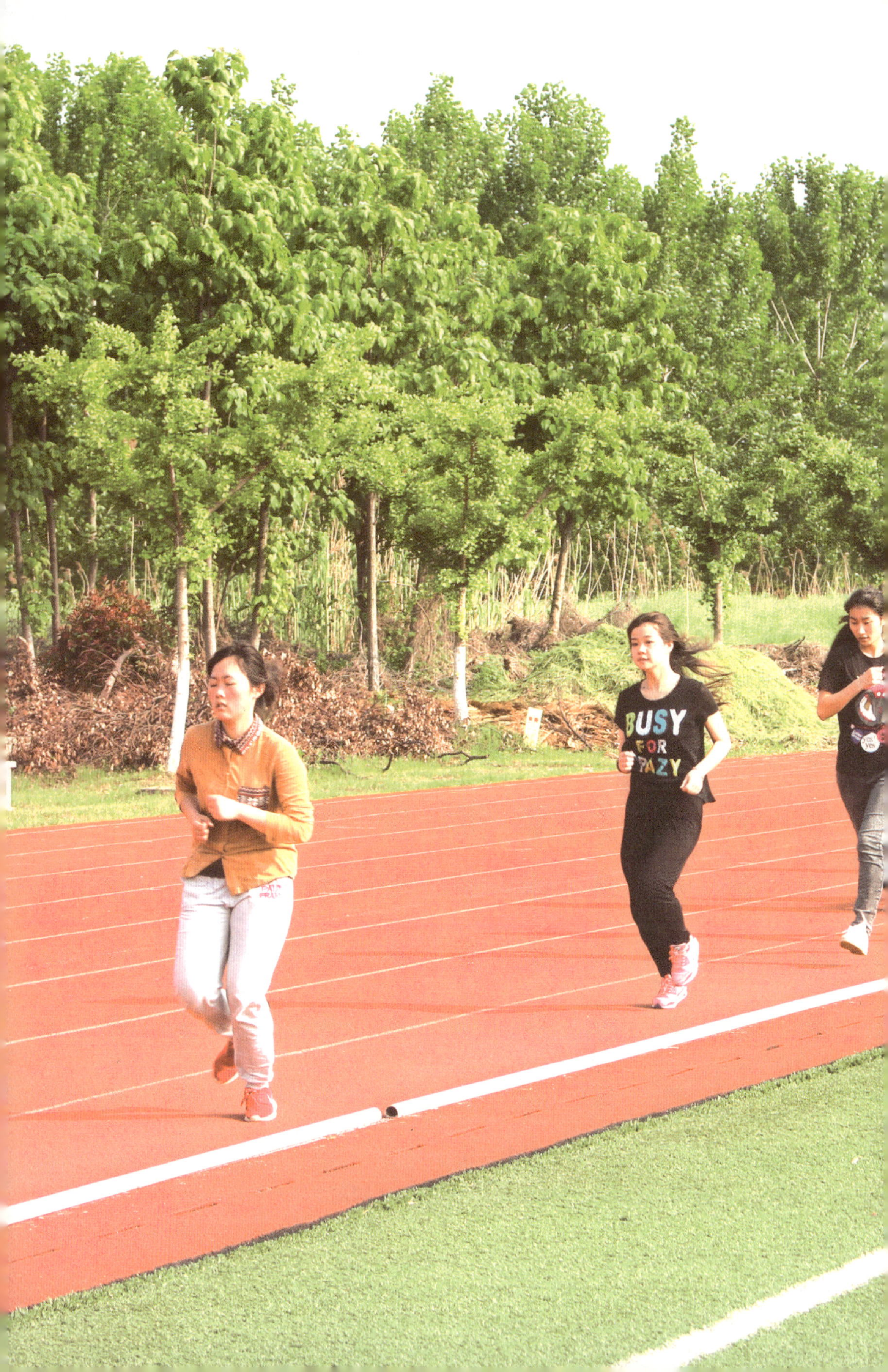
BUSY
FOR

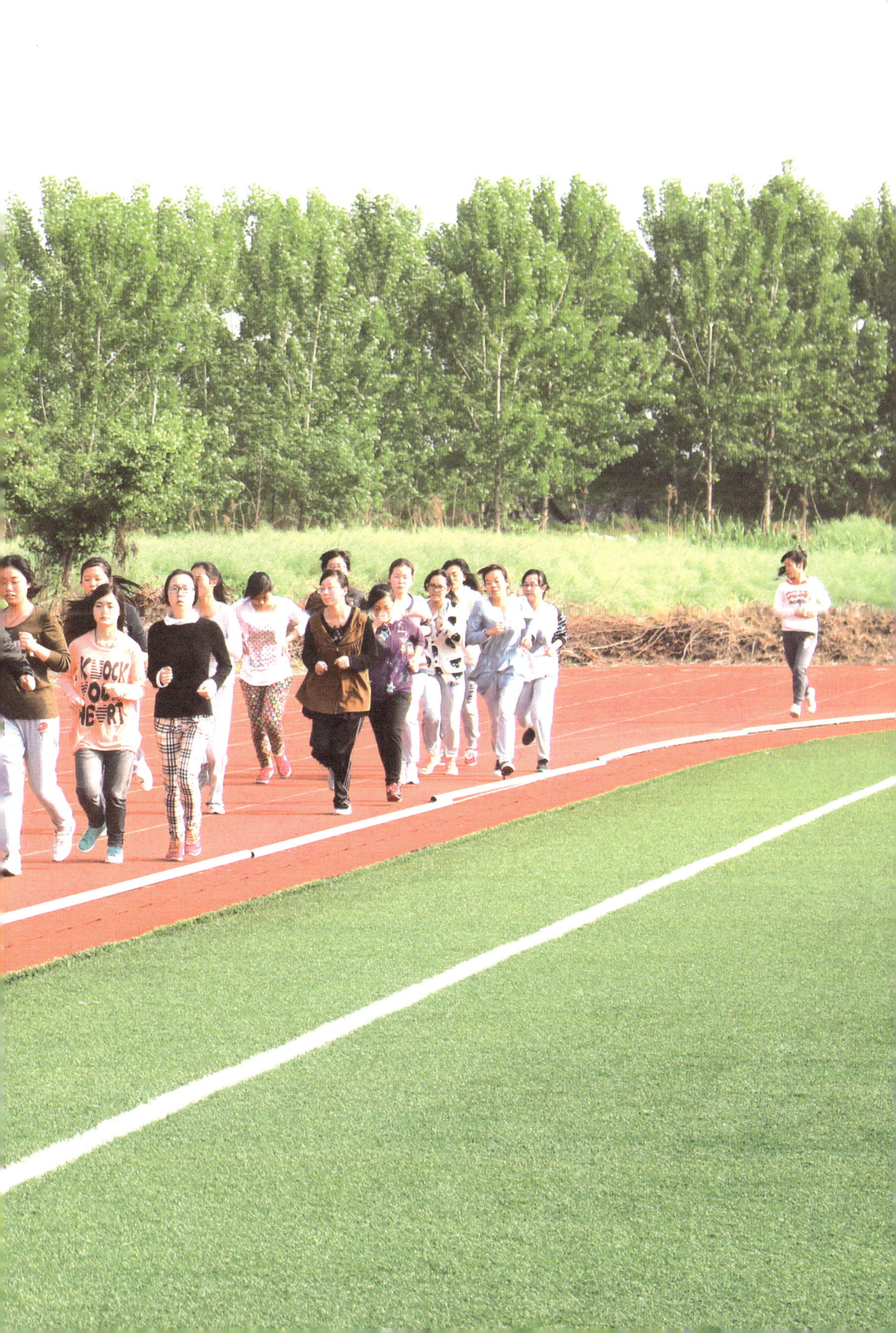

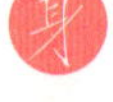
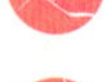
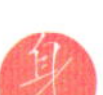

动的总指挥中心，而大脑皮层的神经控制强弱功能，也就是大脑的兴奋程度高低直接影响到我们整个身体的协调性。

我们做准备运动，其实是为了让身体各部位的器官能够刺激大脑皮层的兴奋程度，从而在正常的运动锻炼或参加比赛时，能够让身体各器官和大脑皮层形成良好的配合，使我们整个身体器官和神经系统的配合能够更加完美。而另一方面，由于我们的内脏器官如果要想和身体其他部位的器官相适应，就必须提前进行适当锻炼，因为我们的内脏器官，比如，肺、心脏等器官如果想要发挥更好的配合作用，就需要提前进行3分钟左右的锻炼，这样内脏器官才可以在正常的锻炼中发挥更大的作用，而如果内脏活动达不到活动中的需求，就会造成肌肉氧气需求不足，呼吸困难的现象发生，心脏在静止的状态下每分钟输出的血液在5升左右，而正常的体育运动每分钟所需要心脏输出的血液是在30升左右，只有血液的输出充分了，人体所含有的氧气才越充足，人体的供氧才越充分，才会让整个身体更好地进行运动。而健身走、健身跑运动同样也需要进行运动前的热身，这样做的目的不仅可以在锻炼的过程中让身体变得轻松自如，不至于那么困难，而且也可以有效地预防锻炼过程中因身体没有预热而造成扭伤、拉伤的情况发生，可以有效地起到保护身体的作用。

那么我们在进行健身走、健身跑的锻炼前又该做好哪些准备工作呢？大家在锻炼前也特别地注意一下，因为不管是任何运动或体育锻炼，在练习前都有一个预热时间，也就是锻炼前的热身运动，这样做主要是为了预防健身运动过程中因身体肌肉组织和部位因未活动开而造成损伤情况的发生。在进行健身走、健身跑的锻炼前要做好以下几方面的准备工作。

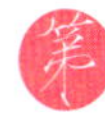
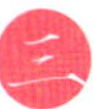

❖ 健身走、健身跑服装的准备

伴随着人们生活水平的不断提高，我们的衣服也是多种多样，我们的各种衣服也不单单是为了驱寒避暖，而是逐渐成为我们生活中地位和品位的象征。而运动服也是伴随着我们的需求所诞生的产物，当然现在的运动服也是数不胜数，运动项目不同所穿的运动服装也有所区别，它们的区别主要表现在材料的性质和服装的形态上，而布料的性质主要有透风性、吸水性、防风性、防雨性、柔和性、防紫外线等功能上面，而形态主要就是宽松型、紧缩型等方面，由于运动不同，运动时的动作形态也各不相同，所以衣服的形态要根据每个运动的特性进行制作。而进行健身走、健身跑运动时，腿部和两臂的摆动幅度比较大，尤其是腿部运动比较频繁，所以选择服装时可以选择短裤和短袖的背心，或者是比较宽松的裤子，要求材料比较柔和，透风性比较好，这样可以很好地减少腿部之间的摩擦，降低腿部的损伤。对于鞋子方面而言，一般情况下，选择一些比较柔软的鞋子，穿着要舒服，富有弹性，有很好的防滑性，最好是鞋面带有鞋带的那种，这样在锻炼的过程中也不至于因为过度而造成鞋子脱落，不仅有利于锻炼，而且可以很好地保护自己的脚。

❖ 健身走、健身跑运动前的热身运动及其注意事项

1. 注意穿衣，预防感冒

我们习惯的锻炼时间是早晨，当然晨练也是很好的锻炼时间，但在秋冬季时一定要注意气候变化，清晨气温一般都比较低，在锻炼的时候可能出汗比较多，在秋冬季节进行晨练时一定要穿好衣服，不能穿着单衣就出去运动，这样很容易感冒，我们要让身体先去适

应下环境。另外出去锻炼时要穿一些宽松的外套，等做完了准备活动身体发热以后再把外套脱了，锻炼后也要及时地把自己的外套穿上，回到家里及时地换上干燥的衣服，预防感冒。

2. 注意及时补水

在秋冬季节，天气特别干燥，人体极容易缺水，再加上锻炼，水分就更加不足，如果在锻炼过程中不及时补水，就极容易造成口干舌燥、嘴唇干裂、喉咙难受等现象发生。所以在运动前要适度地喝水，运动后要及时补水。如果在运动过程中出汗较多，运动幅度过大，那么在喝开水的时候可以适当加入一些食用盐，这样可以及时把体内损失的盐分给补充回来。在锻炼后可以适量地饮用糖水，这样的话可以缓解因为低血糖造成的头昏、四肢无力等症状。

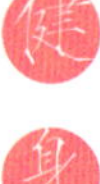

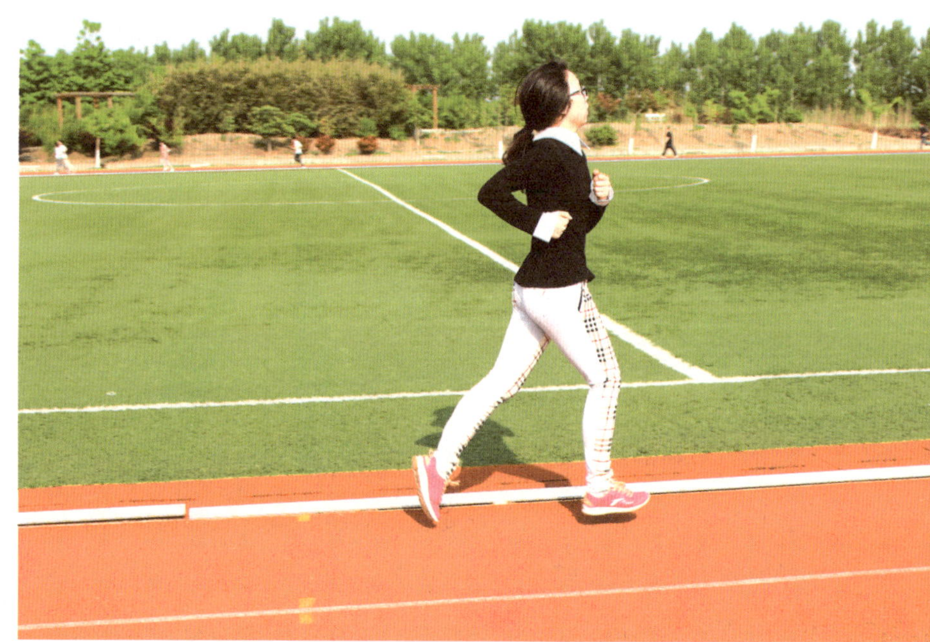

3．做好锻炼前的准备活动

无论是做任何运动，准备活动都是不可缺少的步骤之一，锻炼前的准备活动，可以有效缓解肌紧缩、韧带过紧的状况。因为人在正常状况下血管处于收缩状态，关节的灵活度也比较低，脑部神经系统对身体的调节性也比较差，身体协调性比较差，如果不做好锻炼前的准备活动，很容易造成肌肉拉伤、韧带拉伤等情况，严重的话还会影响到我们日后的正常生活。所以不管我们做什么运动，不管我们身体健康与否，也不管我们是否年老还是年幼，运动前的锻炼是必不可少的。至于说我们进行提前锻炼的时间和力度，可以根据自己的情况决定。只有做好提前锻炼，我们的身体在进行正式的锻炼时才能更好地适应各种动作，这样才能让我们的锻炼更有效果，也能更好地保护我们的身体。

4．锻炼要循序渐进，一步一步地进行

无论做任何事都要有个度，即我们所说的适度原则。那么锻炼身体同样也需要坚持一个适度原则。可能有人感觉运动量越大对身体越好，就越能达到强身健体的作用，其实并不是这样的，锻炼其实和我们日常生活工作是一样的，过度锻炼和过度工作是一样的，不仅不利于我们的健康，而且还会损害我们的身体。运动不足不利于保持良好的身材，也不利于抵御各种疾病，运动过度也会耗费我们大量的体力，天长日久会造成积劳成疾。所以我们进行锻炼时要把握好运动量，要从小到大，循序渐进，一步一步进行。

5．预防损伤

在运动过程中，一定要注意做好自我保护，除了做好正常的提前准备工作外，在运动过程中要把握好自己的运动幅度、运动时间和自己的运动方法，不要做超出自己范围内的动作，尤其是一些高

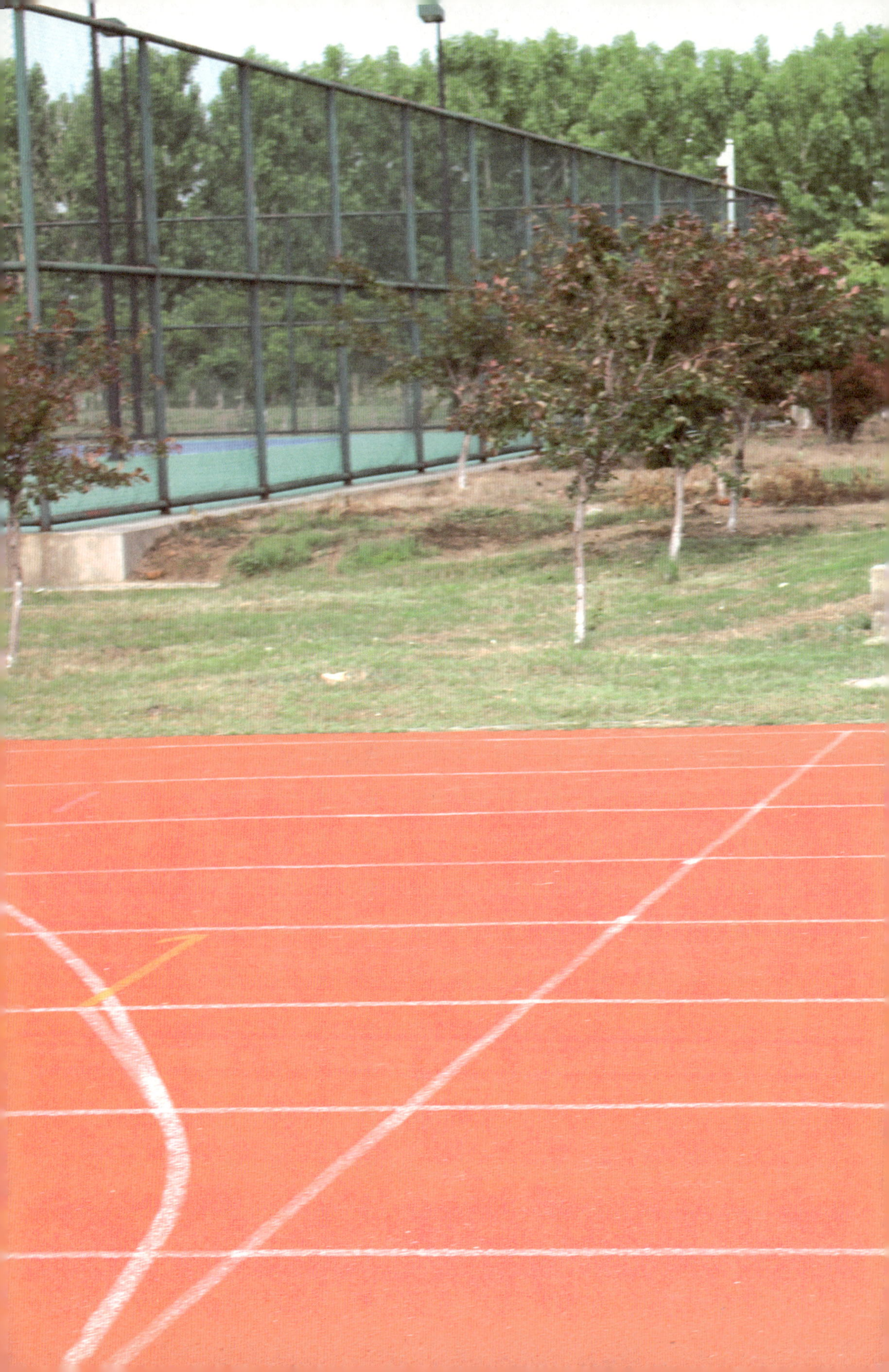

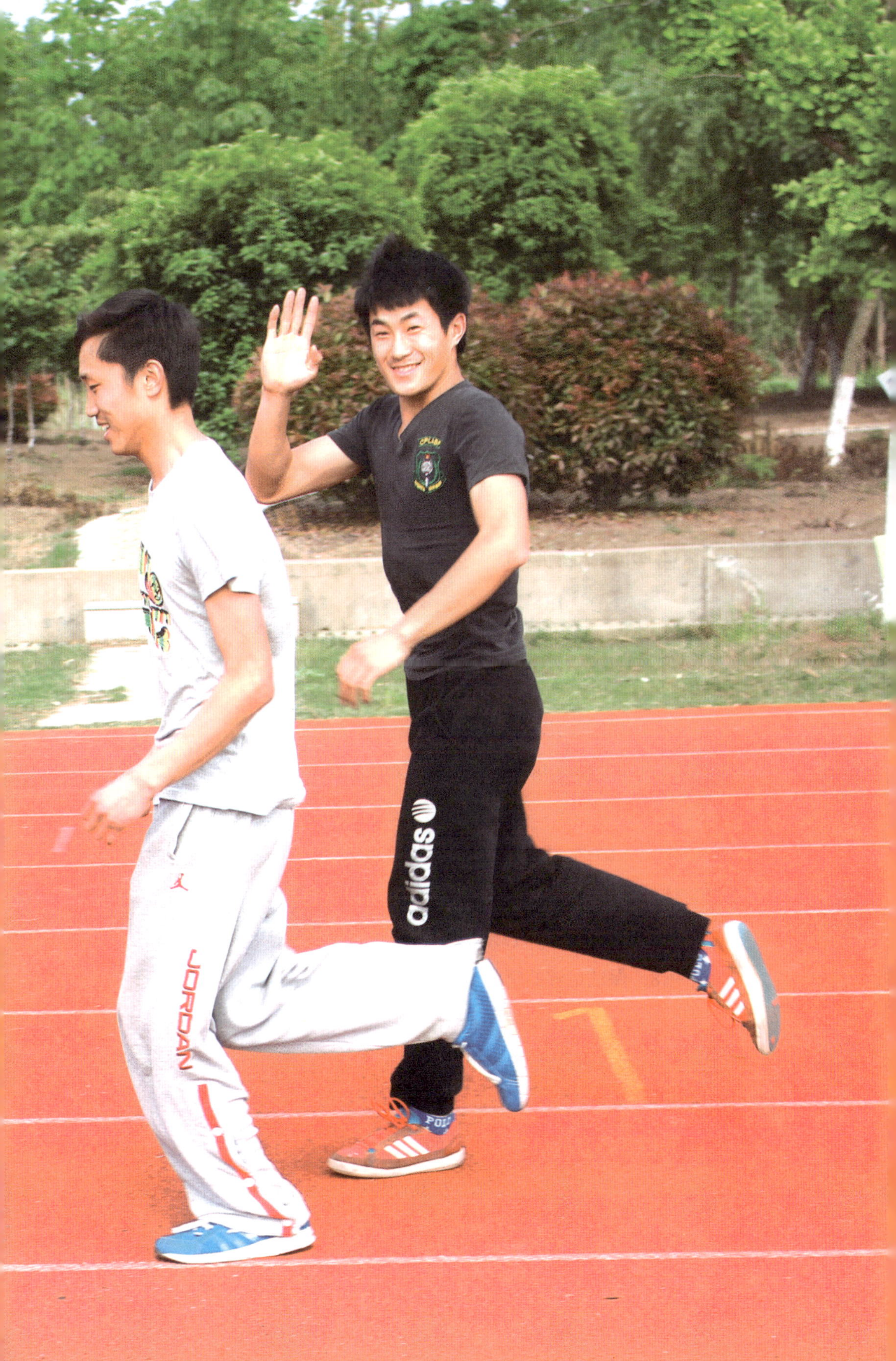
adidas
JORDAN

危动作、难度系数比较大的动作,应该根据自身情况进行适当的锻炼。

6. 不要空腹进行晨练

大多数人都有晨练的习惯，早上起来便出去跑步，等到锻炼后再回来吃早餐，这样其实对身体是不好的，因为我们在运动时身体需要不停消耗能量，而我们在锻炼前又没有任何营养的补充，昨天的营养早就被身体所消耗，所以身体没有充足的能量，如果我们在自身空腹的情况下运动，很容易造成低血糖的发生。因此我们以后进行晨练时，可以适量吃些水果、点心，适当地补充一些营养，这样更有利于我们的健康。运动后也不可立刻进行饮食，一般情况下，休息半小时后再进行饮食活动。

7. 注意选择环境

健身走、健身跑需要不停地进行呼吸，而且锻炼也可以提高我们的心肺功能,而新鲜的空气对我们进行锻炼更是不能缺少的。然而,随着城市化的高度发展,空气质量也越来越低,环境污染越来越严重,在城市里很难再找到有洁净空气的地方，而大多数市民为了能尽快地投入锻炼当中，就近在马路边进行锻炼，这样就极其容易把灰尘颗粒吸入肺部，时间长的话就会造成肺部感染，不仅不会起到锻炼身体的作用,还会危害我们的健康,所以进行晨练时要选择好的环境,一般可以选择附近的公园或离公路较远的地方进行锻炼。

8. 保证足够的睡眠

不论是进行健身走运动，还是进行健身跑运动，或者是其他锻炼,最好选择在好的精神状态下进行,这样的话可以达到锻炼的效果,如果在睡眠不足，或者心情非常郁闷的情况下进行锻炼，可能会加重我们各器官的负担，严重的话还会损伤我们的运动机能，所以在锻炼时要确保足够的睡眠，在我们精神状态比较好的情况下进行。

9. 注意饮食，补充营养

锻炼的前提是营养充足，只有在自身营养比较好、营养充足的前提下进行锻炼，才能给我们的运动提供充足的能量。另外一定要注意合理饮食，不可过度地暴饮暴食，这样不仅会让我们的锻炼功亏一篑，而且对我们的身体也会造成严重的伤害。在饮食过程中，要多吃一些低热量的食品，比如，竹笋、萝卜、海带、香菇等，尽量不吃过多的油腻食品。只有营养充足、能力足够了，才能起到锻炼身体的作用。

健身走、健身跑突发状况预防类型

感冒：体育训练有利于预防感冒，健身走、健身跑的训练对感冒的预防有着更加明显的作用，但如果没有做好准备活动也很容易

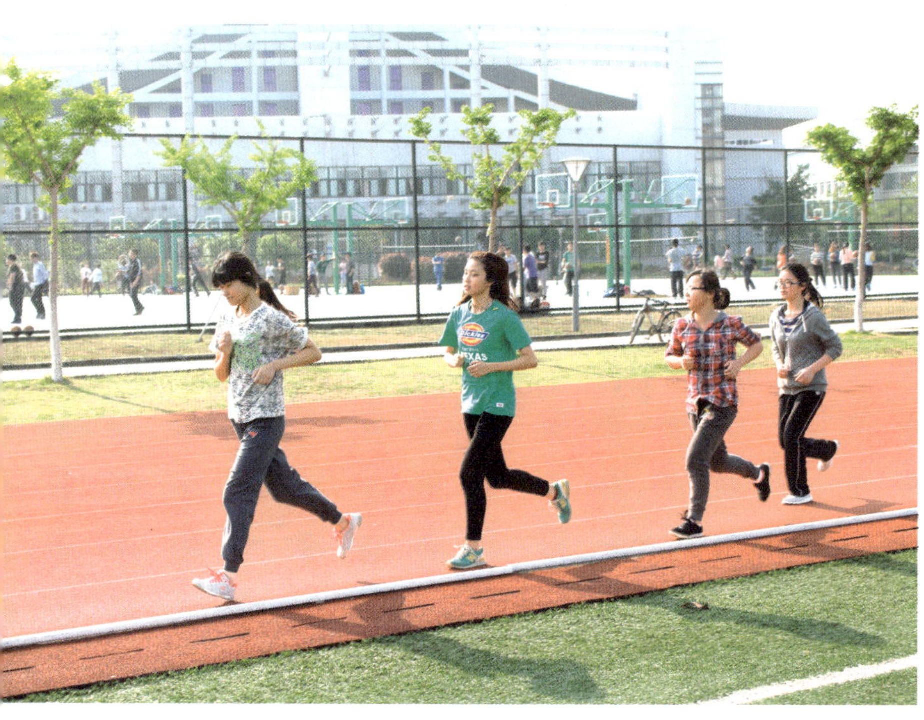

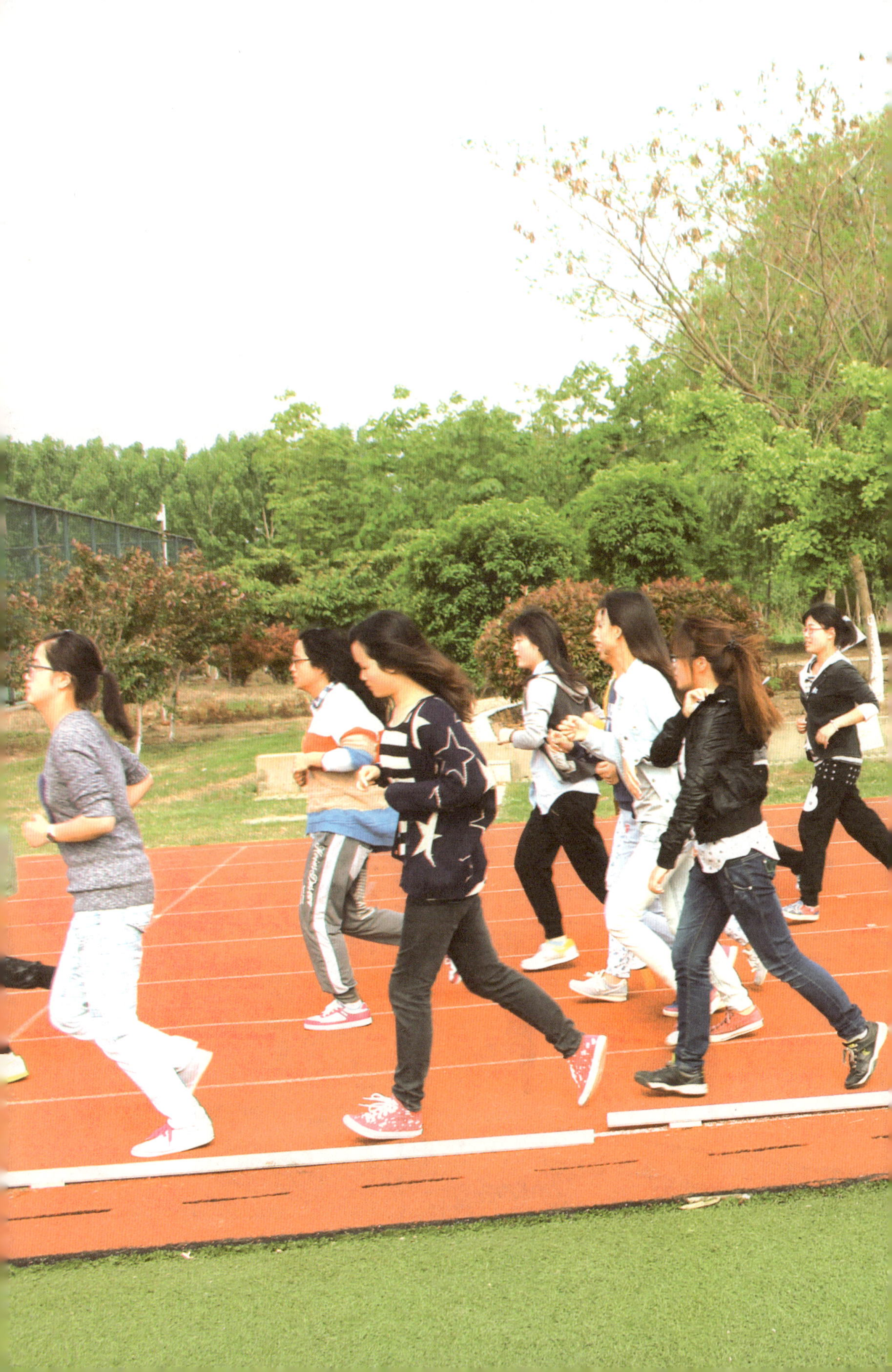

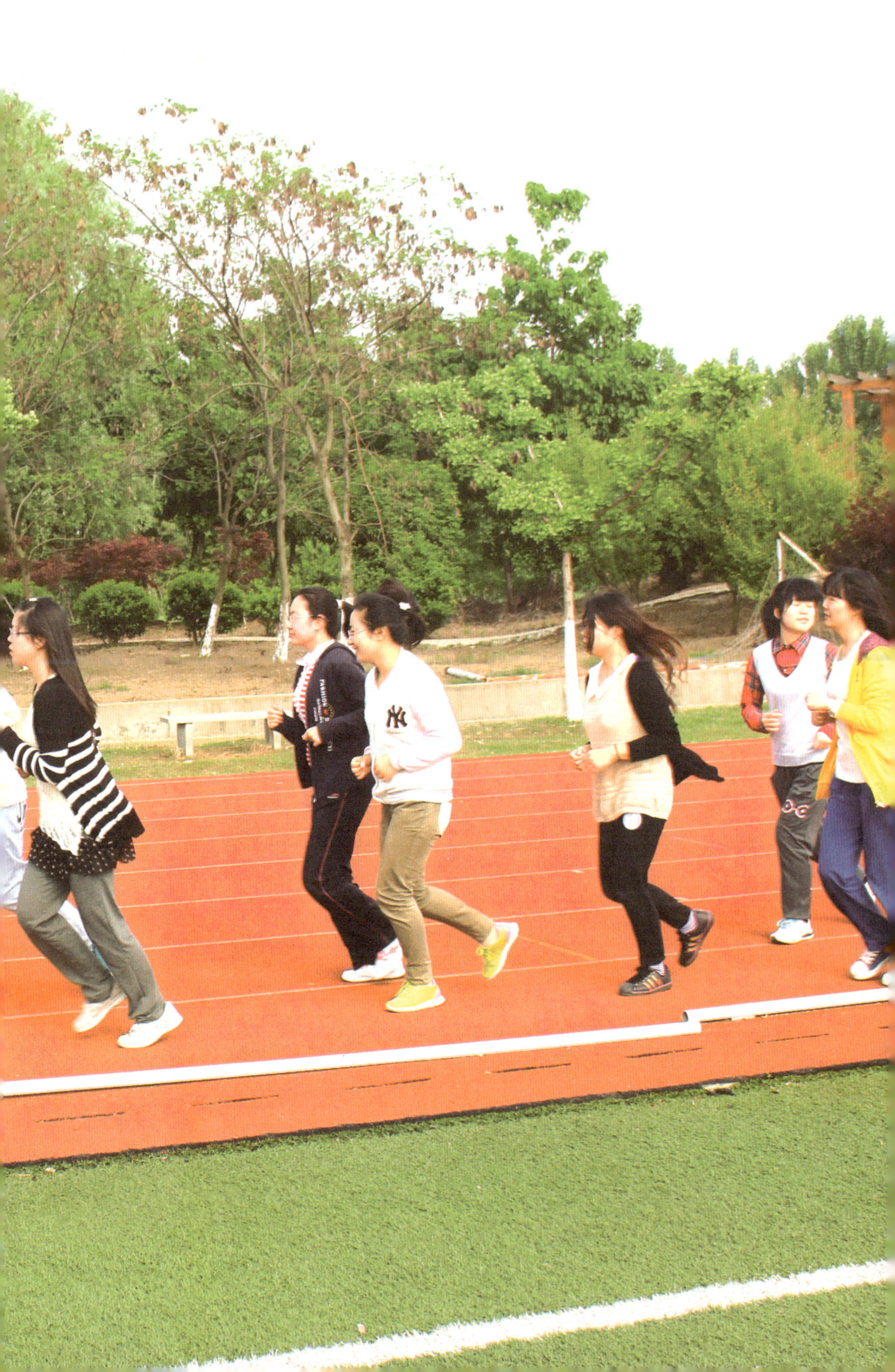

造成感冒。

预防措施：

1．冬天在做准备活动的时候，注意不要穿得太薄，等准备活动做好后身体感觉暖和了再脱去外套。

2．夏季运动后切记不要喝凉水、冲凉水澡、用凉水洗头。

3．外面天气过于严寒或风力过大时可以暂缓外出锻炼。

4．锻炼后要注意随时更换衣服，尤其在冬天要注意穿保暖、洁净的衣服，内衣要随时更换。

踝部：在健身走、健身跑的过程中，脚踝对运动起着至关重要的作用，但脚踝也是最脆弱最容易受伤的部位。

预防措施：

1．做好准备活动，注意对脚踝的活动。

2．跑步的过程中要注意随时观察路面状况，以防万一。

3．锻炼前一定选择好自己的锻炼装备，不要穿不适合运动的鞋子进行锻炼，比如，皮鞋、高跟鞋等。

膝关节：膝关节在运动过程中也很易受伤，所以在锻炼前要做好膝关节的提前活动。这种情况比较容易在初练者身上出现，因为初练者对练习的动作环境不够熟悉，不能很好地把握地面硬度，自身接受幅度，所以膝关节很容易受到伤害。

预防措施：锻炼前加强膝关节的运动，不要做剧烈运动。

骨膜炎：骨膜大概在小腿下三分之一的地方，也就是小腿肚外侧，这个地方一旦经过长时间运动会产生酸痛的状况，从而引起轻微的骨膜炎。

预防措施：

1．做好运动前的准备活动。

2. 夏天运动后注意喝些生理盐水，补充体内水分。

3. 冬天练习时注意保暖，不要穿得过少。

腹部：腹部在运动中最容易出现疼痛，主要原因是运动前的准备工作不充分，运动过程中运动量过大而且猛烈。还有就是运动前可能吃得过饱，喝水过多导致的腹部疼痛。

预防措施：

1. 做好准备活动。

2. 运动前不要吃得过饱，一般情况下在就餐后 2 小时后进行锻炼。

自我防范总结：

由于每个人的身体素质、身体状况不一样，所以在进行健身走、健身跑的过程中要结合自身状况选择适合自己的锻炼方法和锻炼方式，切记不要过度运动，学会自我保护，自我监督。锻炼要做到坚持、有序、稳定地进行。

健身走、健身跑锻炼中的误区

误区一：只有在好的地方，安静的环境下，清新的空气中才能进行锻炼。

健身走、健身跑不受环境因素的影响，当然在好的环境下进行锻炼对我们的身心都会起到积极的作用，但并不是说只能在这些环境中进行锻炼，锻炼就是为了提高我们身体乃至精神应对大自然的能力，所以我们要本着锻炼身体，提高自我意识的目的进行锻炼，不能因为人多，没有专业人员指导，空气不新鲜等因素而放弃或推迟自己的锻炼时间，这样做只能说明我们的锻炼意识不够强烈，目标不够清晰，心态不够好。正确的做法是，不管别人是否在坚持，不管是否有人陪同练习，不管天气是否寒冷，我们都应按照自己的目标，根据自己的情况去锻炼，相信坚持就是胜利，坚持了就会让自己变得与众不同。

误区二：每次锻炼都让自己变得气喘吁吁、大汗淋漓。

在健身走、健身跑的过程中，我们始终建议能够结合自身情况，给自己定一个合理的目标，尤其是在锻炼中不能让自己超负荷地运动，因为在锻炼中出汗过多会让自己温度下降，也会让自己体内严重缺水，并且超负荷运动对身体健康也起不到什么过大作用，更别说想通过几次的锻炼达到减肥的效果，这都是不可能的。超负荷运动只会让自己过度疲劳，让自己虚脱，也会损伤体内的某些运动细胞，还会出现腿部酸痛等不良反应，因此要坚持适当锻炼。

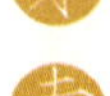

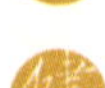

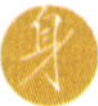

误区三：认为进行相同一段距离的健身跑比健身走更消耗热量。

在理论研究中，根据运动学原理，在 1000 米的锻炼距离中，不管是你通过健身走完成，还是通过健身跑来完成，所消耗的体能都是一样的，只是我们所用的时间、速度会不一样而已。因为我们的能量消耗和运动的时间、速度没有直接关系，但和我们的运动距离密切相关，所以不管我们是进行健身走锻炼还是进行健身跑锻炼，都应该在自己体力范围内给自己选定一个适合自己的锻炼距离。

误区四：在做准备训练时，锻炼幅度越大，在健身走、健身跑过程中身体越轻松，肌肉柔韧性越好。

不论是做什么样的训练，我们都很注重提前锻炼，也就是做好运动前的准备工作，比如说，一些基本的躯体运动、拉伸运动、全身运动等。但我们在做准备运动时，不能幅度强度过大，一定要慢慢去适应，慢慢进行热身，我们应该记住，准备工作只是让我们的身体各部位能够适应正常的锻炼需求，如果准备工作过度，很容易造成肌肉紧缩，不但达不到放松肌肉的作用，还有可能让肌肉在不知不觉中受到损伤。

误区五：身体很健康，不用天天锻炼。

能够坚持锻炼说明我们已经养成了良好的锻炼习惯，养成了好的生活方式。有人感觉自己身体很健康不必天天锻炼，隔三岔五地锻炼一次，其实我们在日常生活中确实不可能做到天天锻炼，因为我们可能有时确实非常忙，但我们如果了解一些基本的运动常识就会知道，我们在锻炼中如果停止锻炼，特别是肌肉如果停止锻炼，就会很快地失去力量，会造成腿部的酸痛不适应，因此我们在日常生活中，最好不要采取隔三岔五的锻炼方法，一般情况下，如果感觉自己身体好，或者确实忙的话，可以两天进行一次锻炼，这样会使我们的肌肉始终保持活力，当然如果能够坚持天天锻炼那是最好不过的。但确实很难坚持的话，也要至少坚持两天锻炼一次。

健身走、健身跑过程中如何做好自我保护

❖ 在健身走、健身跑运动中如何有效避免受伤

在健身运动中，我们或多或少会受到损伤，有些是我们难以避免的，有些是我们可以避免的，那么在健身走、健身跑的过程中我们又会遇到哪些损伤，我们又该如何去减轻这些伤痛，如何能让我们尽快地恢复运动呢？下面这些意见和建议都是经过健身走、健身跑的实践者总结出来的，大多也是他们的亲身经历，并且很大一部分好的建议也在健身走、健身跑的人群中实践过。

1. 训练时间可以适当调整

这里的训练时间是指我们每周所训练的天数，一般情况下，如

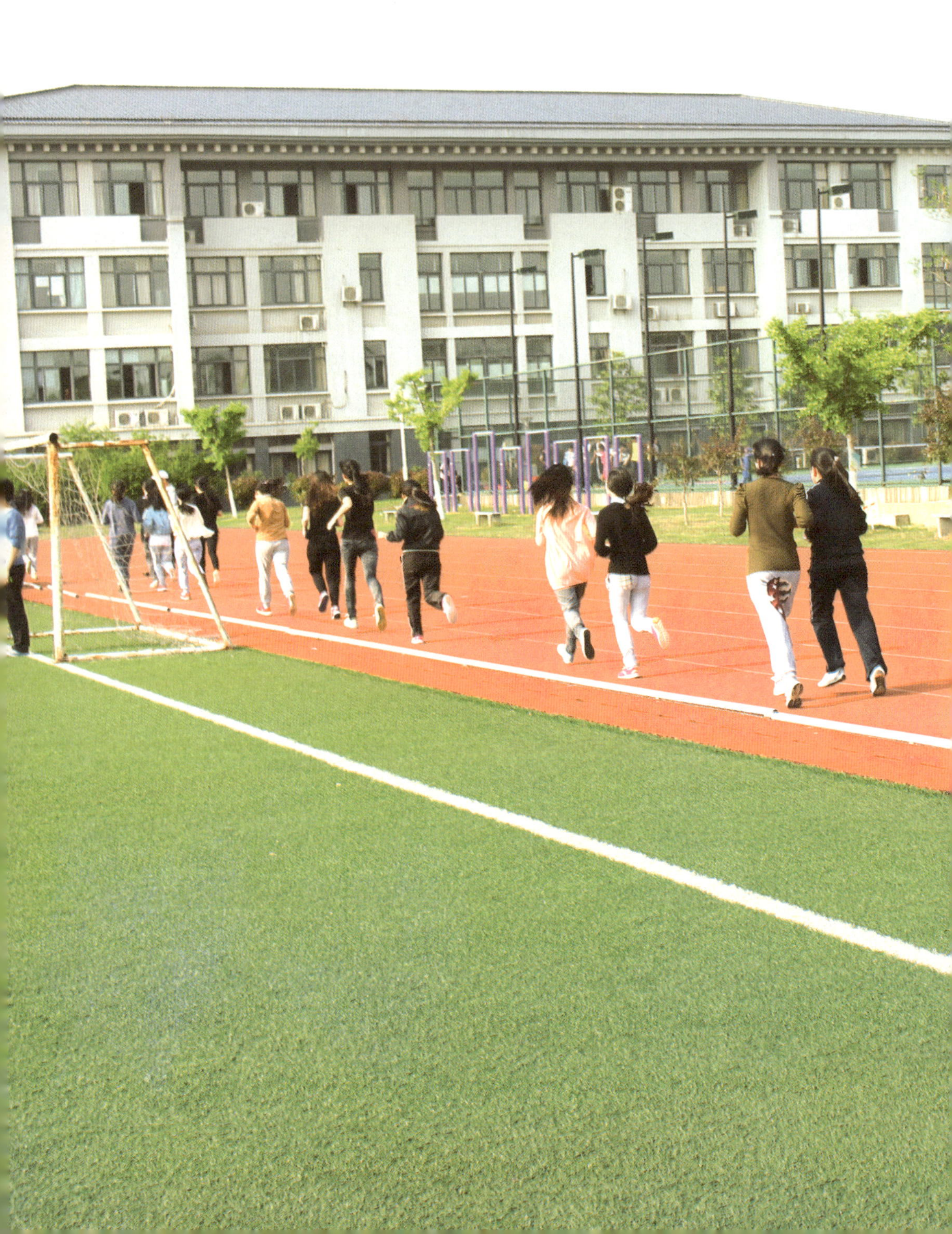

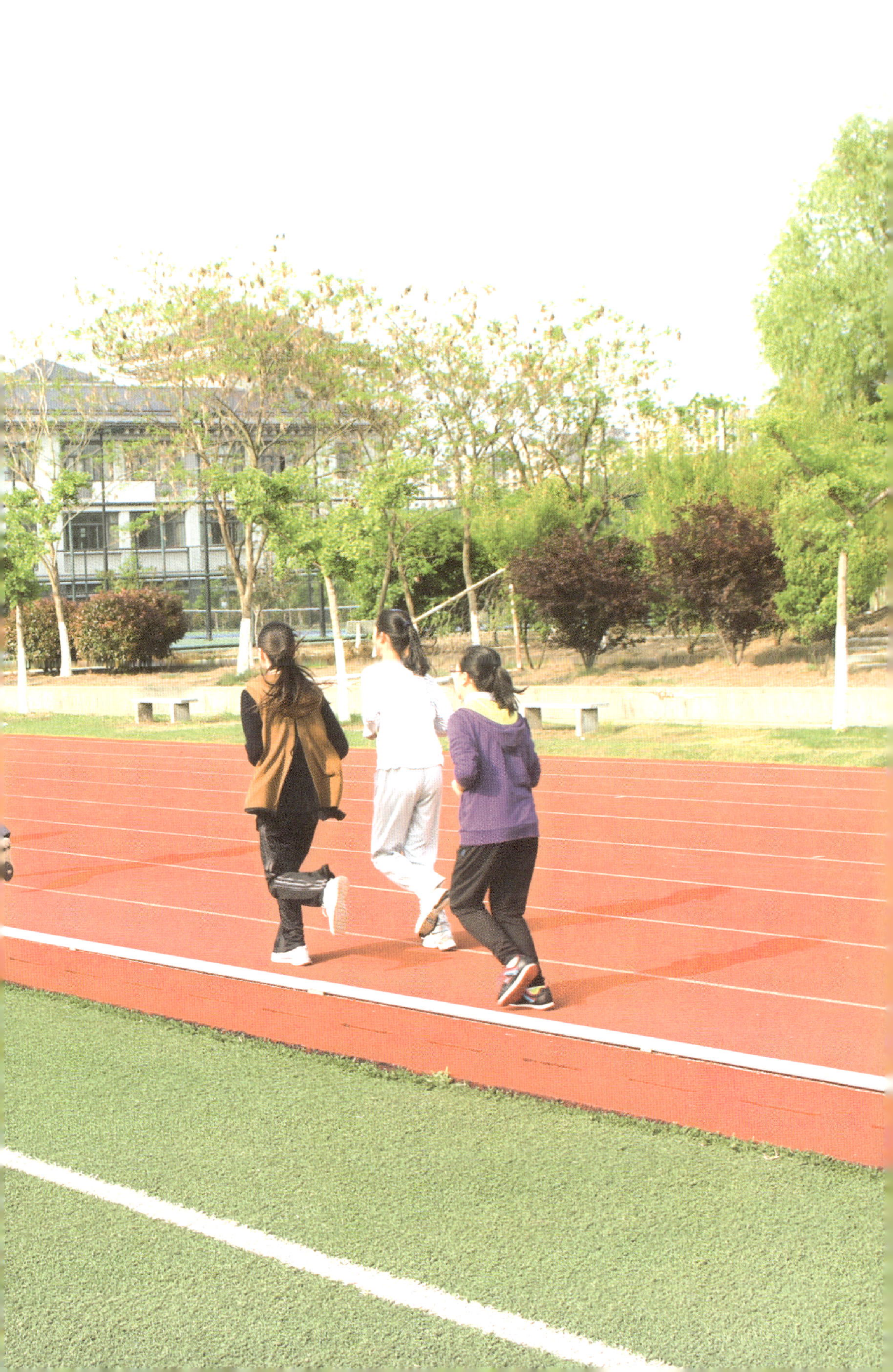

果我们有足够的时间进行锻炼，天天坚持锻炼那是最好不过的。当然生活中我们可能没有这么多的时间，可能什么时间有空了什么时间去锻炼，这样其实不利于我们的健康维护，我们可以坚持着每隔一天进行一次锻炼，这样不仅不会影响到我们正常的锻炼，而且对我们身体也可以起到很好的保护作用。

2. 健身跑的锻炼过程中要放慢速度

根据有关体育方面专业人士的调查，在30年的跟踪调查中发现，在进行慢跑的训练者中，大多是由于进行健身跑的速度过快造成的。当然我们在健身跑的锻炼中要合理地把握好跑步的速度，不能没有约束地跑，不能说进行健身跑的锻炼时发现跑步的速度还没有别人走得快，那就起不到健身的作用了，并且无论是进行快跑或慢跑，我们的体力都一样消耗着，经过30年来对马拉松训练伤痛的跟踪研究，我发现伤痛大多都是因为长距离跑得过快产生的。当然你不能把长距离跑得太慢，因为无论跑得非常快或是非常慢，你的耐力都会达到极限。步速降下来后，腿部能够更快地恢复。一般情况下，我们对慢步跑的锻炼者要求是每分钟的跑步速度是80~150米，也就是每秒1~3米，这个幅度可以使我们充分地把握好自己的平衡，掌握好自己运动的方向，可以很好地预防锻炼过程中的突发情况。

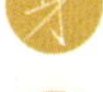
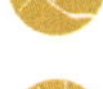

3. 健身走、健身跑相结合的运动，减轻运动时的伤痛

当我们在之前的运动中受到损伤的时候，如果说还能坚持锻炼，那么在锻炼的过程中要选择适当的锻炼方式，不能再像之前的锻炼一样始终保持一种姿势不变，因为一种姿势会造成肌肉疲劳，如果锻炼者之前的伤痛还没有完全恢复，那么进行健身走、健身跑的锻炼时，要把两者巧妙结合起来，在锻炼中要多进行健身走锻炼，适

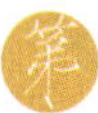
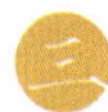
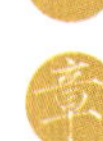

当进行健身跑，在健身跑的过程中要多增加健身走的运动，这样可以有效缓解压力，减轻伤痛。

4. 不要过度拉伸受伤处

当我们的肌肉拉伤还未完全恢复时，在进行锻炼时一定要注意伤痛处的锻炼，如果在锻炼中再次受到伤害时，受伤处的肌肉损伤会加速提高。很有可能轻微的拉伤就会造成肌肉纤维组织的断裂，如果在锻炼过程中感到疼痛时，可以停下来进行休息，并在休息的时候对肌肉紧绷的地方和疼痛的地方进行轻微的按摩，这样可以很好地缓解肌肉因损伤带来的疼痛，也可以为以后的锻炼提高锻炼效率。

5. 在锻炼的过程中，出现疼痛时不要勉强锻炼

如果在进行健身走、健身跑的过程中突然感觉到身体肌肉疼痛、部分机能缺失，不要勉强自己继续锻炼，应当暂时停止锻炼。因为再进行锻炼会加重损伤，进行恢复时需要更长的时间。

❖ 小腿胫骨受伤该如何处理

如果在比较硬的地面上进行长期的健身走、健身跑运动，最好不要用脚尖进行锻炼，也不要让自己的运动量过大，如果这样做的话极其容易引起小腿胫骨疲劳，造成胫骨炎症的出现。主要表现是，在小腿下方大概三分之一的地方，会发生骨头疼痛，脚尖在往后蹬地时产生剧烈的疼痛。用手抚摩时也会有轻微的疼痛。处理方法是：首先要减少自己的活动量，其次回到家中要及时用热毛巾对疼痛处进行热敷和轻微的按摩，这样休息几天疼痛就会缓解。如果疼痛比较严重，难以消除，那么要尽快到医院做个全方位的检查。为了更好地减少这种情况发生，我们在锻炼前一定要做好锻炼前的热身运

动，并且在正式的锻炼中要把握好运动要领。进行此项锻炼时最好选择软性的地面进行锻炼，穿的服装鞋子一定要适合，最好穿一些比较有弹性的鞋子。

❖ 脚面筋骨受伤如何处理

如果没有做好准备活动，在健身跑的过程中容易造成脚面筋骨受伤，最好的处理办法就是暂时停止锻炼，休息 3~5 天，要让受伤的部位有一个恢复的时间，如果坚持锻炼的话很容易加重伤势，所以最好是休息几天，也许会耽误几天锻炼时间，但对以后的锻炼会很有帮助，受伤后也要及时地对伤处做个简单的处理，一般情况下可以涂抹一些消炎药水，必要的话可以系上绷带，这样有利于伤口更快恢复。

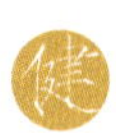
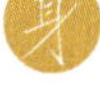
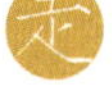

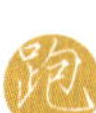

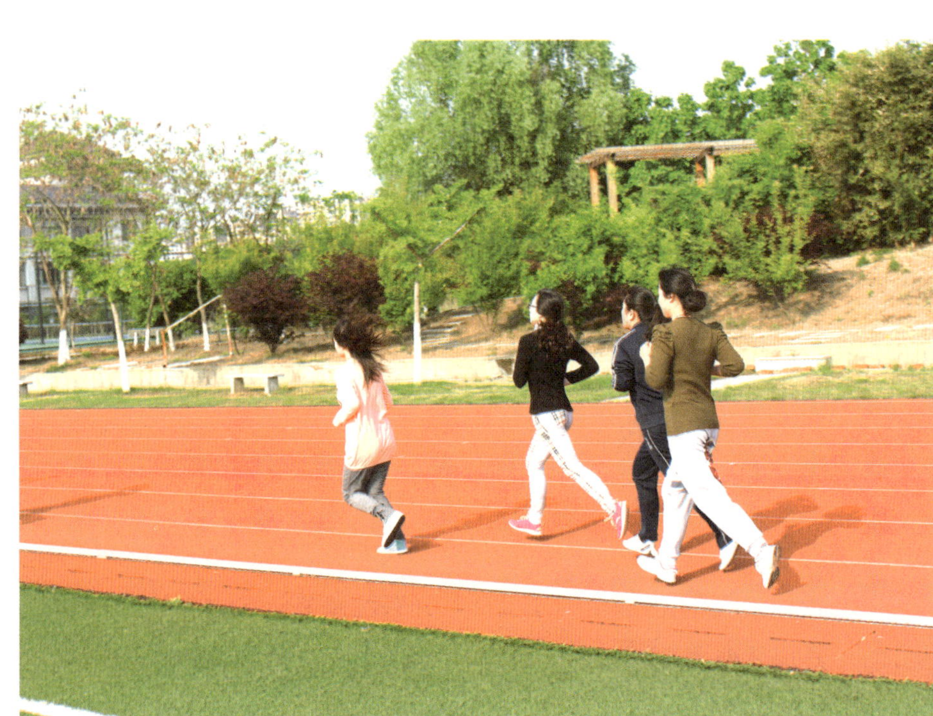

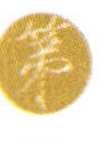
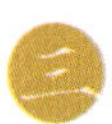
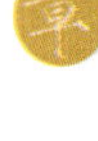

❖ 膝盖处受伤或韧带拉伤应该如何处理

首先要及时停止锻炼，尽可能少参加运动。其次要对膝盖处的伤口进行消炎和包扎，预防感染。再次可以通过先冷敷后热敷的方法进行疗养，因为冰块可以有效减轻疼痛，刚开始可以用冰块在伤痛处进行搓揉处理，每次在 10 分钟左右就可以，这样做个两三天，一天两次就可以了，随后进行热敷，热敷的同时可以做一些按摩，这样可以刺激血液循环，帮助伤口愈合，减轻疼痛。另外再做一些辅助性的运动，比如慢走，或者在游泳池中进行锻炼都可以。等伤痛减轻或不影响正常走路时，可以做些轻微的锻炼，慢慢开始正常的练习。

如果疼痛比较严重，两周的时间还没有完全愈合，脚也不能进行正常行走，那么很有可能是运动过程中已经造成了严重的肌肉拉伤，这种现象常常是由于运动前准备不足、锻炼过于强烈、锻炼时地面硬度过大、技术不到位等原因造成的。正确的处理方法是：先做下简单的消炎包扎处理，然后及时到医院做检查。康复期间应该听从医生的建议，在康复后期，可以根据自身情况进行合理的康复训练，如果只是肌肉损伤，休息两三天就可以了。如果严重的话，在恢复期间可以戴上护腿或者缠上绷带。为了预防这样的情况发生，我们在锻炼前应该适当加强肌肉组织的锻炼，对肌肉组织进行拉伸或伸展性的练习，提高肌肉的活动幅度。再次练习时要注意循序渐进，不要一味求成、求快，也要注意训练地方的环境，做到心中有数。此外要随时感受自己的肌肉运动状况，当感觉到肌肉损伤时要及时处理,不要勉强进行锻炼。最后一定要注意自己在锻炼时的动作，一定要规范，不要随意更改或纠正已经掌握的动作要领。

❖ 运动过程中腹痛的预防、处理

在进行锻炼的时候，我们常常会遇到有些锻炼者发生腹痛的现象，产生这种现象的主要原因一方面是在运动前没有做好准备活动，另一方面是运动前没有控制好饮食，或饭后的休息时间不足就开始进行锻炼。还有就是由于自身心脏功能比较弱，负荷程度比较小，呼吸系统薄弱造成的。如果锻炼过程中出现这种情况可以先减慢运动速度或停止锻炼，做深呼吸运动，调节好自己的呼吸频率，与此同时，要用双手按压肚子，这样可以减轻自己的疼痛。如果严重的话可以停止锻炼，进行休息，及时喝些热水。

❖ 运动中胸痛该如何处理

在运动中产生胸痛现象，主要是由于锻炼中没有控制好呼吸，运动可能直接用嘴进行呼吸，这样极容易造成冷空气直接进入肺部，导致肺部血管的紧缩，进而阻碍血液循环，时间久了就会造成胸闷胸痛的现象产生。正确的方法是在锻炼的过程中要用鼻子呼吸，也可以用鼻子吸气，用嘴巴呼气，这样症状就会慢慢消失。

❖ 运动中脚跟疼痛该如何预防、处理

在进行正常的锻炼中，有可能会出现脚跟疼痛的情况，脚跟也称为脚腱，主要是由于脚腱处脚膜损伤造成的，主要是运动时的场地过硬，鞋子不够柔软造成的。针对这种情况，最好的解决方法是选择比较有弹性的地面进行训练，也要穿比较有弹性的鞋。

❖ 运动中脚底板疼痛该如何处理

足底疼痛一般是足底的筋膜组织受到伤害，足底筋膜处有一种

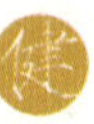

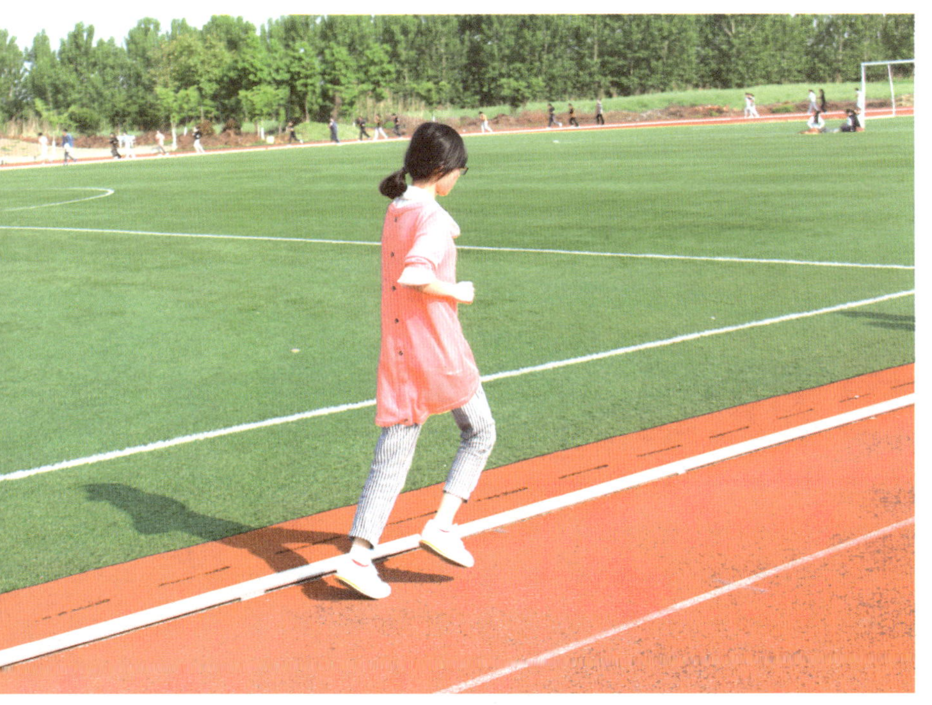

非常具有弹性的纤维层，它可以维持正常的脚底运动，一般在长时间的锻炼中会出现，这种情况的产生一般是锻炼者自身脚底比较平，或者由于长期运动造成的，锻炼前要进行适当脚步活动。如果出现这种症状，可以适当进行休息，回到家后也可以用冰敷，或者用热水泡脚缓解脚步压力。

运动后的注意事项

在开始正式的体育锻炼前我们会做一些准备活动，也就是热身运动，在锻炼过程中我们也会按照标准的锻炼动作进行锻炼，那么锻炼后我们又该注意哪些事项呢？下面将从以下几点给大家介绍运动后的注意事项，不管是我们进行健身走、健身跑的锻炼，还是进行其他的锻炼项目，我们都应该注意以下几方面。

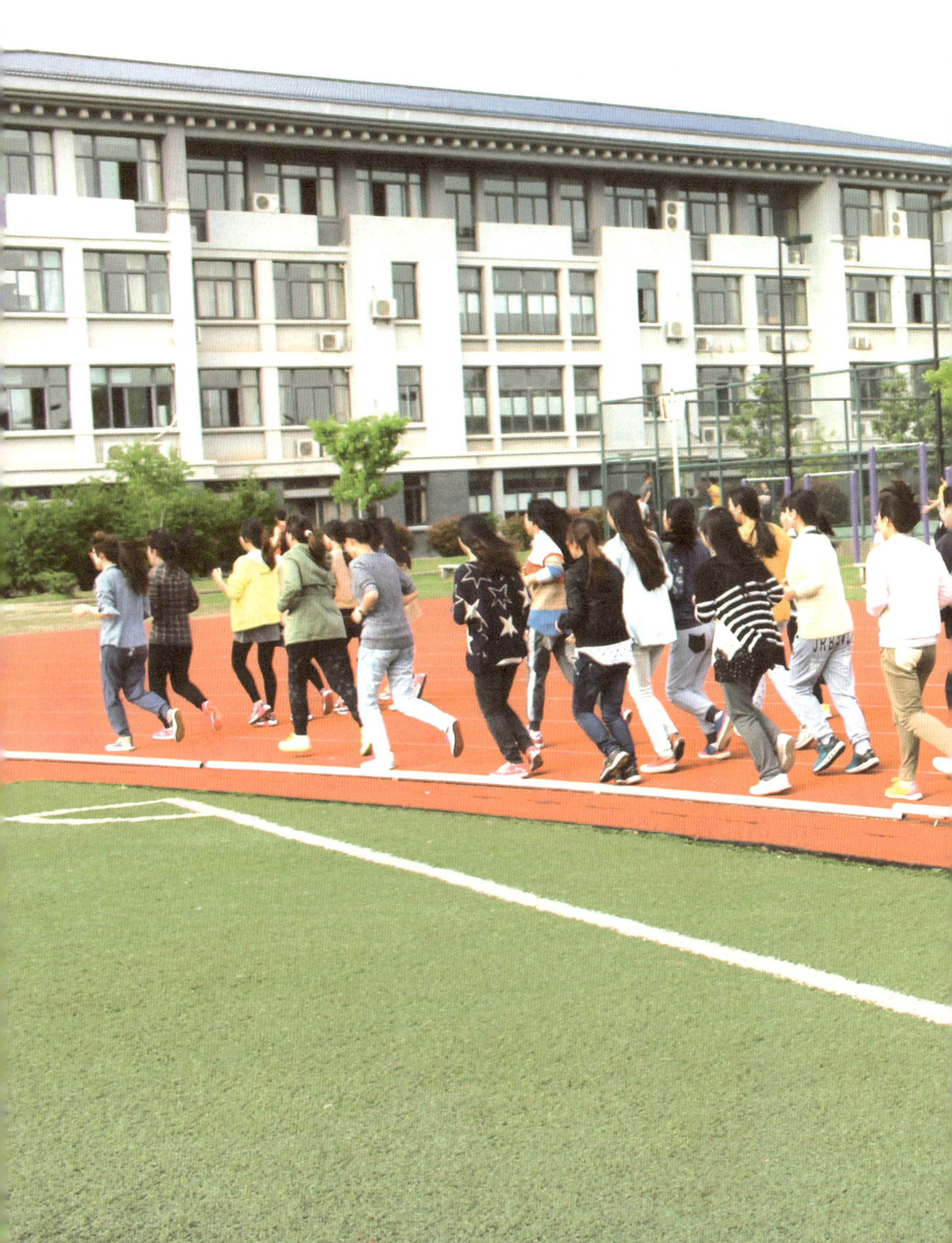

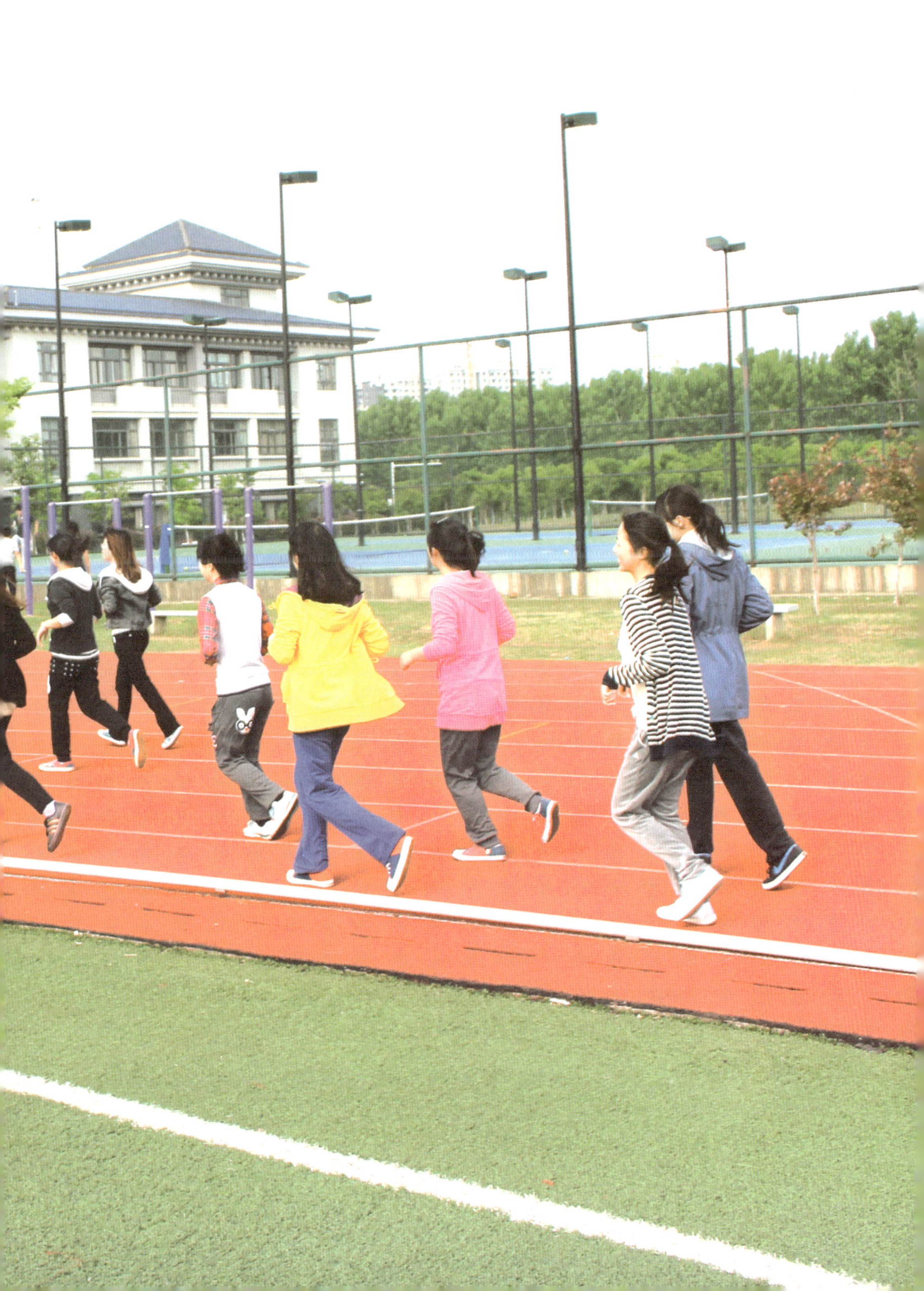

❖ 运动后不要立刻休息

很多人在进行剧烈运动后都会立刻找个地方休息，或者直接倒在床上休息，这样做对身体是很不好的，因为我们在进行体育锻炼后心跳会加速，身体各个部位，包括血管、肌肉都处于扩张阶段，血液的运动速度也比较快，与此同时，肌肉已经舒展开来，并且肌肉会不断地进行收缩运动，肌肉的收缩运动又会不断地挤压身体静脉血液的流动，血液会很快向心脏流动。如果说运动之后立刻进行休息，这种活动就会立刻停止，原先心脏充足的血液供给就会突然不足，氧气供应也会相应地跟不上，这就很容易造成血压突发性的降低，容易引起头昏眼花、气短心慌、脸色苍白，甚至会造成突然休克等症状。所以我们在锻炼后要适度地做些小幅度的运动，等心跳、呼吸调整均匀了再进行休息。

❖ 锻炼后不要立刻洗澡

我们运动后往往会满身是汗，一般情况下会洗澡，尤其是夏天，可能经常冲凉水澡。其实我们在运动后，身体的体温会保持一个较高的恒温，体内以及皮肤表面的血管都处于扩张状态，此刻我们的汗孔也会扩大，相应的排汗能力也增强，这样也可以使我们的体温保持一个稳定的状态，可以使我们体内的热量往外散发，如果此刻用冷水冲澡，身体会突然受到刺激，血管也会由舒张立刻变为收缩，血液循环就会受阻，同时身体的抵抗能力就会降低，身体的免疫能力就会下降，人就比较容易生病。也有人说我一般用热水洗澡，其实我们都有这样的感觉，当我们用热水洗澡时，不仅感觉到身体很热，也会出现一些头昏或者虚脱的情况，这是因为我们用热水洗澡时，

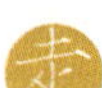

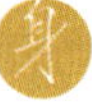

皮肤表面的血液本身就在迅速流动，一遇到热量，体内的血液就会不停地向皮肤表面流动，这样就容易造成皮肤表面血液充足而导致大脑和心脏的供血不足，供血不足会造成脑部氧气缺乏，就会产生头昏眼花，甚至是虚脱休克的情况发生，并且经常这样做还很容易引起其他慢性疾病的发生。所以我们在运动后不要急于去洗澡，可以休息片刻，等身体温度平衡之后再洗澡。

❖ 不要暴饮暴食

当我们进行剧烈运动后，体内会严重的缺乏水分，这时我们就需要适当地补充水分，但切忌过度地进行暴饮。很多人在锻炼后，尤其是剧烈运动之后感觉非常渴，于是就开始疯狂地给自己补水，尤其是喜欢喝冷饮，虽然这样能够及时地给自己体内补充水分，但会引发胃部疾病，因为在我们进行补水的时候会稀释胃部黏液，也就是胃酸，这样胃部的杀菌作用就会降低，当我们再进行饮食时就容易产生胃部消化不良。喝水过多对胃部不好，喝水过快同样也会对身体产生不利作用，因为喝水速度如果太快的话会增加体内的血容量，这样会使心脏负担加重，从而会引起身体一些元素紊乱，比如，体内的钾元素、钠元素，体内的元素紊乱会导致胸闷腹胀、心力衰竭等现象的产生。因此不仅不能进行暴饮，而且喝水的时候也不要过快，一饮而尽的方法也是不可取的，尤其注意的是不要饮用过度冰凉的饮料，很容易造成体内温度的降低，从而导致感冒、头痛的发生，也容易损伤胃部的消化功能。那么运动后我们该饮用多少毫升的水，该吃什么东西，饮食中又该注意哪些事情呢？下面将一一给大家介绍。

1．最佳饮食时间及食品

最佳的饮食时间是运动后一小时左右，运动后身体处于匮乏状态，需要各种能量进行补充，这个时候也是身体接受饮料和食物最佳的时期，不仅可以补充能量而且可以补充水分，但是如果我们因为其他原因导致运动后2~3小时还没有进行用餐的话，那么我们可以吃一些含有高蛋白质、高糖、高维生素的食物，比如，鸡蛋、苹果、香蕉，有条件的话最好再喝一杯牛奶、一瓶果汁，吃少许的面包或者奶酪等。

2. 避免饮用这类饮料

在我们进行健身走、健身跑运动，或者其他的体育锻炼后，进行营养补充的时候切忌饮用以下饮品，例如，汽水、咖啡、浓香的茶水等，因为咖啡类的饮料利于排尿，会让我们原本缺水的身体更加缺水。碳酸型饮料虽然可以很好地补充我们体内所需要的水分，但运动后不宜饮用这类饮料，所以我们要避免饮用这些

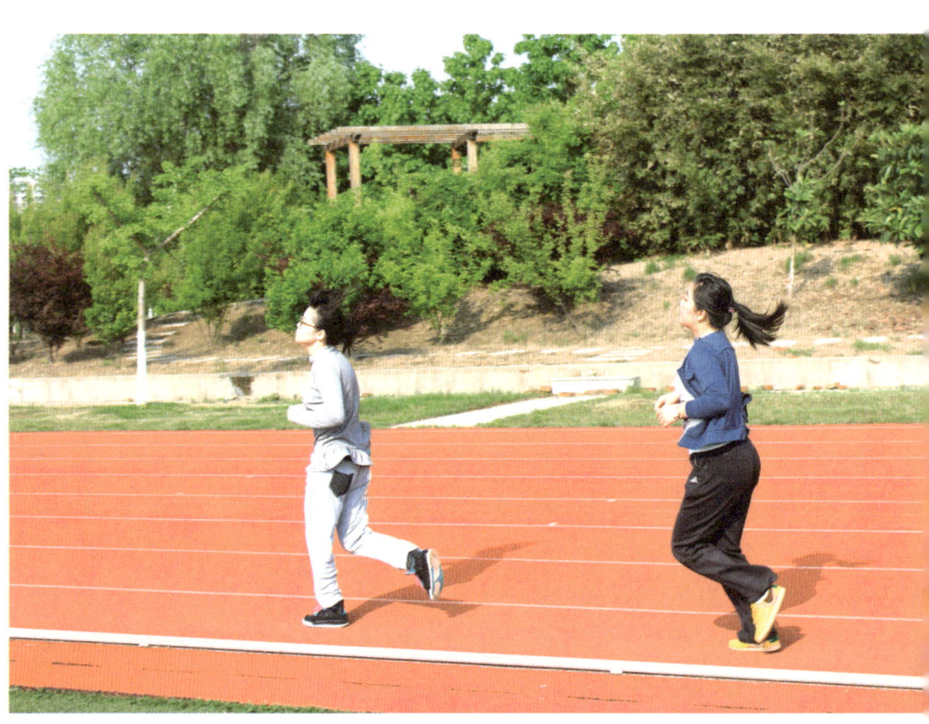

饮料。

3．运动后需要补充多少水分

运动后我们身体极度缺水，到底我们体内损失多少水分，又该如何补水呢？在补水中是喝白开水好，还是补充一些离子水好呢？虽然说运动型的饮料所含物质比较丰富，也能及时地补充体内所缺离子，但是我们平时的饮食中都含有非常丰富的离子物质，所以普通的水就可以满足我们体内所缺水分。

我们在运动中到底流失了多少水分，锻炼后又该补充多少？这个通过以下具体的数字就会知道了。正常的情况下进行健身走运动，如果练习一小时，我们体内所流失的水分有 500 毫升左右，也就是一小瓶饮料含量，当然运动中的水分损失度和运动的强度和环境都是有密切关系的，当天气干燥度越高，训练强度越大，我们体内所损失的水分就越多。一般情况下，我们进行一小时的健身走或者健身跑运动，体内所损失的水分为 500 毫升，如果天气比较炎热、运动强度比较大的情况下，体内所损失的水分可以达到 1000 毫升左右。与此同时，体内水分的损失会造成血液内盐分浓度的升高，会影响到心血管的正常运行，所以及时补充体内水分可以起到保护心血管的作用。

补水量和补水时间间隔的要求：

补水的过程中我们也要坚持一些基本的原则。补水也要分为三个阶段进行，主要分为运动前补水，运动中补水和运动后补水。运动前大概补充 500 毫升的水分就可以了，运动中每隔 15 分钟左右补充一次水分，每次的补水量在 150 毫升左右，运动后可以尽可能多地补充水分。但一定要注意饮水量和饮水时间，因为我们身体对水的吸收在 20 分钟左右，多余的水分会储存在胃里，所以如果饮水过

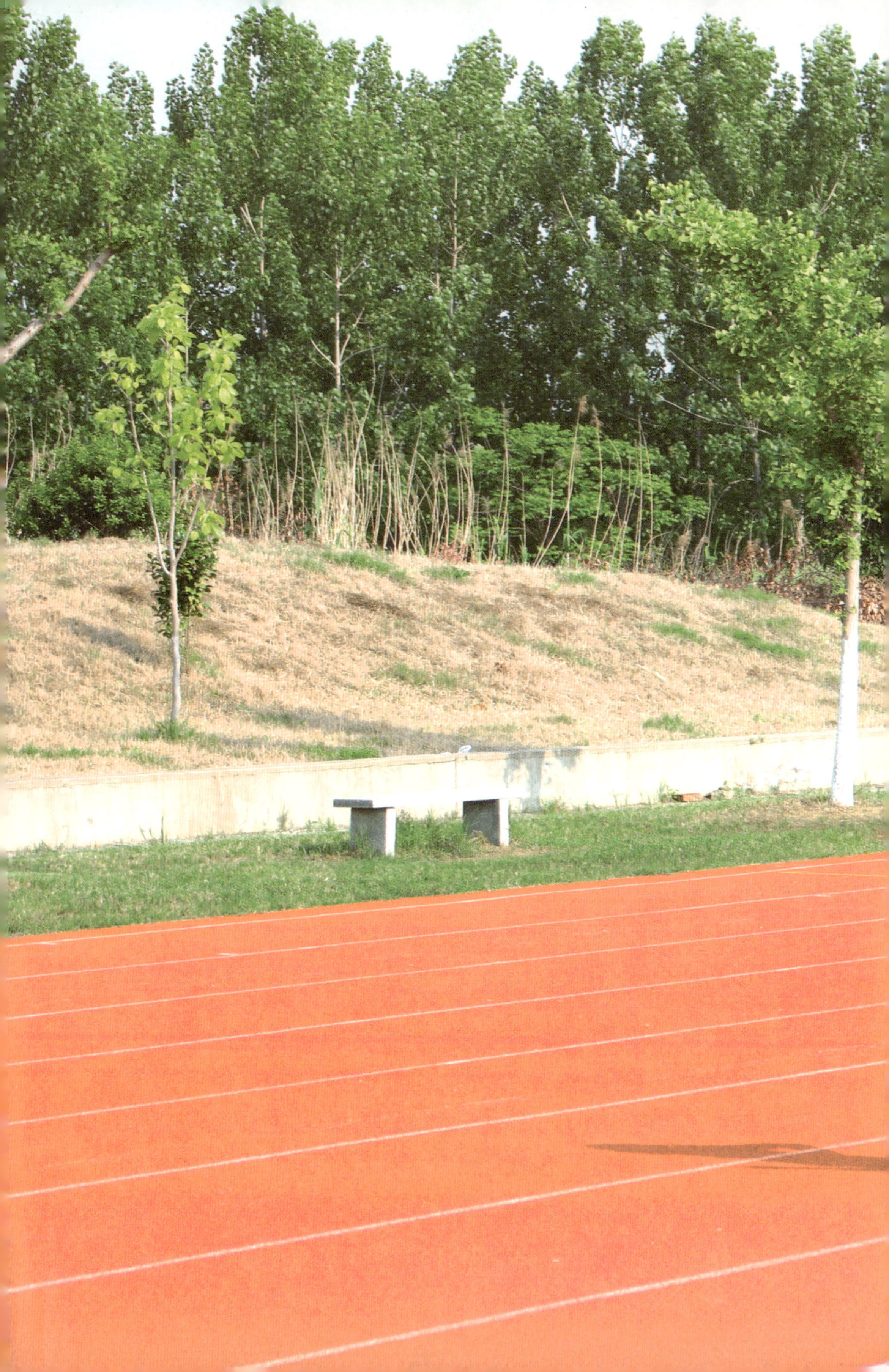

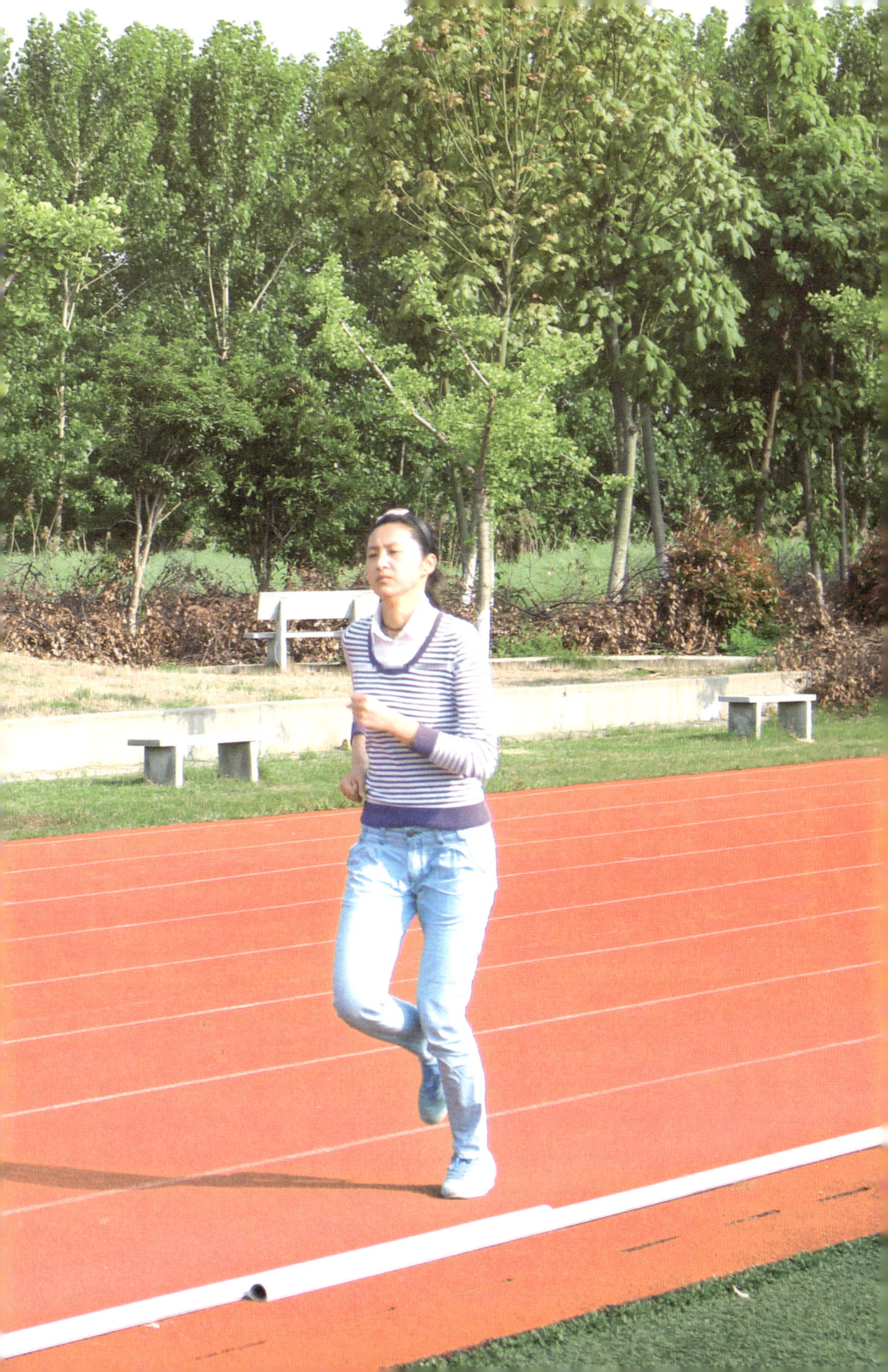

量或者饮水频繁的话不仅不利于补充水分，而且还会增加胃部的负担。

补水以温开水为宜：

我们在进行锻炼的过程中，汗液不仅把我们的水分带走了，同时也把我们体内的部分元素带走了，比如，钠、镁、钾等离子。这时我们就需要喝更多的水，一方面补充体内的水分，另一方面多余的水分可以和体内的其他元素结合进行营养离子的分解，能够更好地补充我们体内所流失的离子。而喝水不要喝凉水，因为我们在运动后身体表面的温度可以达到38摄氏度左右，而胃肠黏膜处的温度可以高达40摄氏度，如果我们喝过低温度的水就极其容易让处于高温的血管发生紧缩，会造成局部黏膜缺血，也会导致腹部疼痛等其他疾病的发生，严重的话还会引起胃溃疡症状的发生。这样不仅不能起到锻炼身体的效果，还会严重地损害健康。

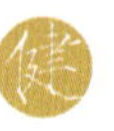

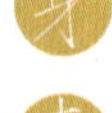

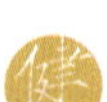

所以我们在饮用水时要注意水的温度，多喝一些温开水。这里所说的温开水是指将烧开的热水自然冷却到25摄氏度左右。因为这个温度的水，可以起到调节身体机能的作用，和体内其他元素相结合可以达到很好的生理效果，是一般的饮料所无法相比的。之所以会有这种效果是因为温开水有易透性，可以在人体组织细胞之间很好地穿透，有利于及时地流到体内缺少水分的地方，并且能够加快人体的新陈代谢，增强人体的免疫功能，缓解人体疲劳。常喝温水也有利于预防感冒，减少咽喉炎、咳嗽等疾病的发生。

4. 吃含糖食品不要过量

我们在运动后会感觉需要大量地补充能量，而又常常感觉糖类食品可以很好地补充我们体内的热量，大多数人也会在运动后吃些比较甜的食品，比如，巧克力、奶油蛋糕或者直接喝一杯高浓度的糖水，其实在运动后吃过多的甜食会消耗我们体内的维生素 B_1，而如果体内缺乏维生素 B_1 不仅会让我们感到疲倦，也会造成食欲不振，甚至是吃饭的时候感觉厌食等现象的产生，从而会影响到我们体力的正常恢复。因此，我们在运动后要尽可能少吃或者不吃甜食，而要多吃一些含有维生素比较丰富的水果或者吃一些含有丰富蛋白质的食物。

5. 不要饮酒

很多人在运动后喜欢饮酒，以为这样可以缓解自己身体的疲劳，也可以让自己身心放松，其实这样做是不利于身心健康的。因为我们在进行运动后身体的机能还在恢复阶段，而且身体机能还处于兴奋状态，如果锻炼后再去喝酒的话身体会把酒精吸收到血液内部，血液通过流通，对胃、肝脏等器官都会产生一定的危害，并且这种危害比平时饮酒所造成的伤害更大。长期这样做的话会造成体内血液尿酸增多，也会引起关节疼痛、痛风等相关炎症的频发。

6. 不要过度吸烟

有句话可能大家都听过，“饭后一支烟，胜似活神仙”。所以很多人在运动后也会抽烟，想通过抽烟来缓解自己的疲劳，其实不仅达不到这样的作用，反而还会危害自己的健康。因为吸烟会加快人体的新陈代谢，这样就会让锻炼后原本高度兴奋的身体器官变得更加紧张，并且吸烟所产生的尘埃也会随之进入人的体内，这时身体恢复也需要大量的氧气，而尘埃烟雾又会阻碍氧气的进入，造成体内氧气供应不足，并且吸烟所产生的尼古丁、一氧化碳等有害元素也会进入人体，危害人体健康。众所周知，吸烟有害健康，平时吸烟就可以了，在运动后一定不要频繁吸烟，过于频繁不仅会危害身体，而且也影响我们运动后的体力恢复，不仅达不到缓解疲劳的作用，还会让我们感觉到更加劳累。

7. 不可迅速降温

我们在运动后感觉很热，特别是在室外运动并且天气燥热时，我们也常常会在运动后坐在电扇前或者直接打开空调吹，这样其实会影响到我们身体机能自身的调节作用，容易造成调节失调，从而引起感冒、哮喘、腹泻等疾病的发生。

其实一个简单的补水方法是，我们在运动前可以称一下自己的体重，训练后根据自己训前的体重进行补水就可以了。

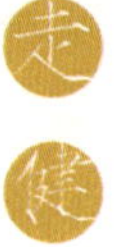

第四章

健身走、健身跑的具体方法

健身走模式及其操作流程

快而且要稳，这样不仅能够产生跳跃的速度和弹力，而且有利于脚部各个部位的锻炼。健身走根据其不同年龄阶段、不同健康状况的人群可以分为不同形态，针对不同年龄的人群具体操作方法也不同。健身走可以根据人体部位设计出不同的锻炼方法。如果将健身走融入日常生活当中，肯定会收到良好的效果。

日常生活中，我们一旦形成错误的走姿，不但不美观，而且还会导致很多健康问题的诱发，比如，脚病、拇指外翻、脚趾痛等。因此我们可以根据自身的情况进行选择性的健身走锻炼形态，在此也为不同年龄身体的人群拟定出了不同的锻炼方法，具体有以下六种：

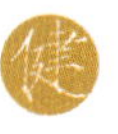

❖ 健身走方法之一——“弹着走”

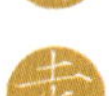

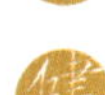

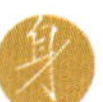

弹着走可以保持脚部用力的正确性，提升脚部各个肌肉组织的运行功能，而且有利于脚弓形态的保持，除此之外，弹着走可以有效地锻炼大腿、小腿肌肉，有利于保持腿部肌肉弹性的柔韧度。

具体操作方法：

弹着走需要加强脚趾和前脚掌等地的力度，后脚跟保持离地状态，身体稍微向前倾斜，让整个身体保持稳步有节奏地向前跳跃。

主要动作：

每一步的向前运动，各个脚趾和两脚前脚掌都要顺势自然而又主动用力，这样才会让脚弓相符地用上力气。尤其注意的是蹬地时的速度一定要进行配合，可以有效起到腿部脚部的肌肉锻炼。

运动强度：

弹着走持续运动 200 米就可以起到良好的锻炼效果，但锻炼一定要坚持下去。

爱心提示：

1. 弹着走有一定难度，需要平衡与体力的搭配，因此平时应该多注意练习。

2. 老年人练习时一定注意根据自身状况，锻炼时切忌幅度过大。

小贴士

足弓与人体健康

足弓是人类区别动物的一个显著标志，人的足弓分为纵弓和横弓，人们在走路的时候可以起到减震和弹力的作用，当足弓处于健康状态时，人们走路会显得轻松自如。人在衰老的时候往往是先从腿部开始，而腿部的衰弱主要体现在脚的衰竭程度，所以保持脚步的柔韧健康有利于预防人体的衰老进程，所以脚步锻炼对人体健康有着举足轻重的作用，而弹着走有利于促进脚步的血液循环，从而改善“糖尿病足”患者的病情，有利于减轻疼痛，降低脚部衰老进度。

❖ 健身走方法之二——“大步走”

所谓大步走是指在健身走的基础之上加大步幅的锻炼方法。大步走可以增强身体运动幅度，加大身体各部位的协调，促使身体各个部位的连贯性运动。通常情况下人们的步幅都是自然状况下的步幅，是人体运动的基本状态，对锻炼不能起到一个明显的作用，而大步走，就是在平时习惯性走路的状态之上给身体乃至思想一个新意识，进而促使我们的身体进入一个新的形体循环之中，可以加快全身血液循环，促进人体新陈代谢，提高肺部呼吸功能，增强膝关节、踝关节、肘关节、髋关节、肩关节的活动力度，提高这些关节之间

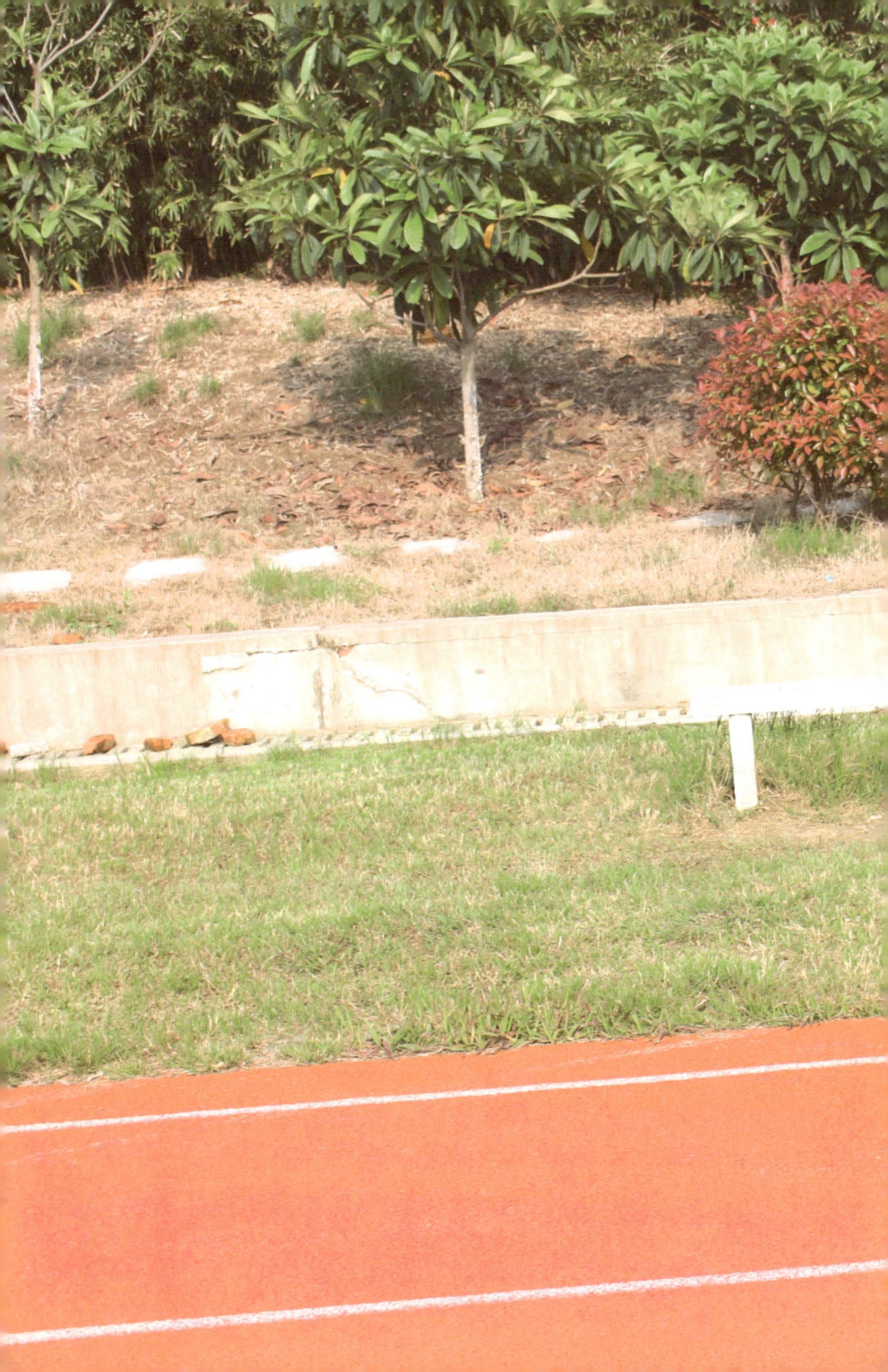

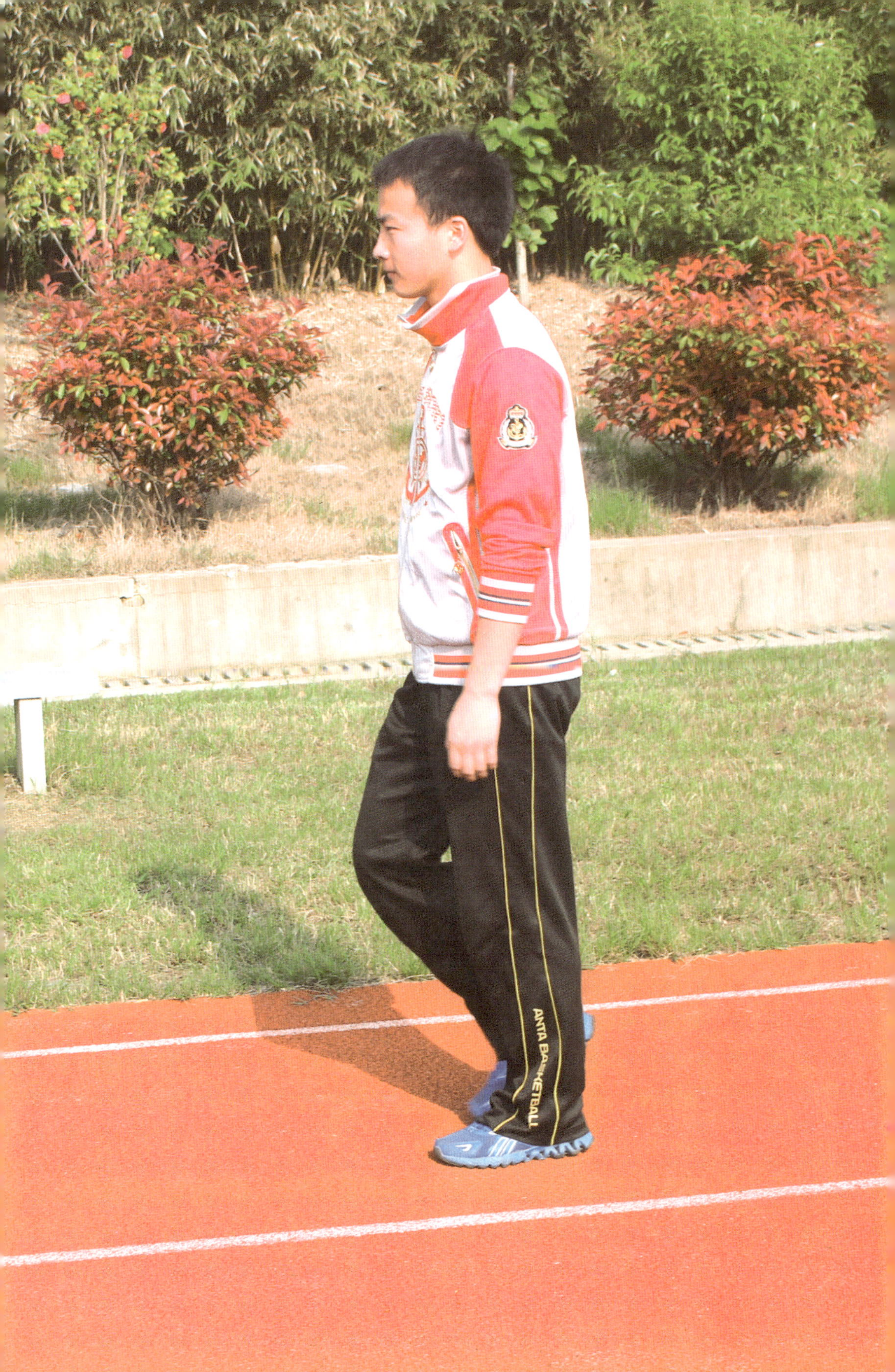

的韧带柔韧度，进而起到锻炼身体的作用。

具体操作步骤：

大步走其实很简单，在自然的步幅之上稍微迈大脚步加快速度就可以了，由于人体状况不一，所以锻炼时根据自己的情况调整步幅就可以了。需要注意的是不是步幅越大越好，加大步幅需要一个适应过程，应该一步一步慢慢加大，尤其是刚开始此项锻炼时，一定要由小到大，由慢到快。一般情况下，练习时步幅比平时大出10厘米左右就行。

确定步幅方法：

首先测量出自己平时走路的步幅是多少，可以目测估算大概值，也可以用尺子测量精算值。其次在自己测量的范围之上再加上10厘米，算出最终数据。最后按照之前测量的数据在地面做出15步的标记进行反复练习，直到找到大步走的感觉。

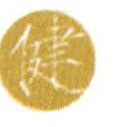
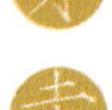
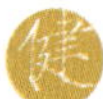
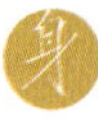
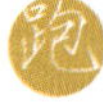

动作要求：

1. 练习时要适当抬高腿的高度，扩大两脚之间的距离。

2. 更换步伐时要加大后脚掌的蹬地力度。

3. 摆动双臂时要注意顺其自然，不要过度前后摆动，做到步到臂摆就可以了。

运动强度：

1. 我们在练习健步走的初始阶段可以自行选择一个适合自己的距离，在这个距离范围内进行周期性反复的练习。

2. 经过反复的练习后对自己的练习进行一个测试，看是否能在自己规定的步伐中走完这段距离，一般情况下可以为自己设定一个100米的距离，男性如果在100步内完成，女性在110步左右完成，那么就已经达到了训练的目的，这样坚持下去，就会起到非常明显的健身效果。

3. 刚开始时，可以根据自身情况进行练习，不必太在意用多长时间，而要注重练习的效率，要尽量地把脚步放大，每一次走大步的时候一定要注意幅度和力度，做到心平气顺，脚步自然，每走一步都要起到锻炼身体的作用。

小贴士

1. 练习前应该做好热身运动，适当地活动下腰部，活动活动四肢关节，韧带轻微地进行拉伸，尤其是注重踝关节的活动，提前活动3分钟左右就可以了。

2. 锻炼是个循序渐进的过程，因此不要急于求成，要做到心情放松，脚步自然放松，不要带有任何负担的练习，这样才会使身心都能有个质的飞升。

3. 锻炼时要注意所处的天气以及进行锻炼的地点，在雨雪天气时要提高自我保护意识，锻炼时尽量选择平坦的道路进行练习，防止在锻炼过程中造成意外情况的发生。

❖ 健身走方法之三——“大步慢走”

大步慢走和大步走有着相似的地方，两者都强调迈大步伐，但大步慢走在运动时却有着更规范的运动标准。而且坚持长期大步慢走更有利于促进体内的新陈代谢，提高人体免疫能力，增强肌肉筋骨的柔韧度，使膝、肘、髋、肩、踝等关节变得更加灵活。

动作要求：

首先要进行手臂的摆动，手臂摆动时要注意前臂尽可能地向上，摆动高度要达到心脏以上，尽可能与肩膀齐高；而对于后臂来说也要尽可能向后，身体要端正，做到重心要与地面呈 90 度垂直。其次要适当迈开脚步，当左臂所处位置与心脏平行后，右腿尽可能向前迈，所迈出的幅度一般情况下男女有所不同，男士一般在 1~1.3 米，女士 0.8~1.1 米。当双脚稳定后，前膝盖缓慢向下，成弓箭步状态向前，尽量向下蹲，使前大腿与地平行，然后后脚用力向前蹬直，稍停片刻；之后双腿共同用力让身体起来然后再迈步，向前迈步时后腿脚踝要尽量向前用力，与此同时，手臂配合双腿保持身体的平衡，这样重复做就可以了。

建议：

在练习过程中不要追求过快，要稳步向前走，一般情况下 100 米的范围，男士用 80 步到 100 步之间走完，女士用 100 步到 130 步

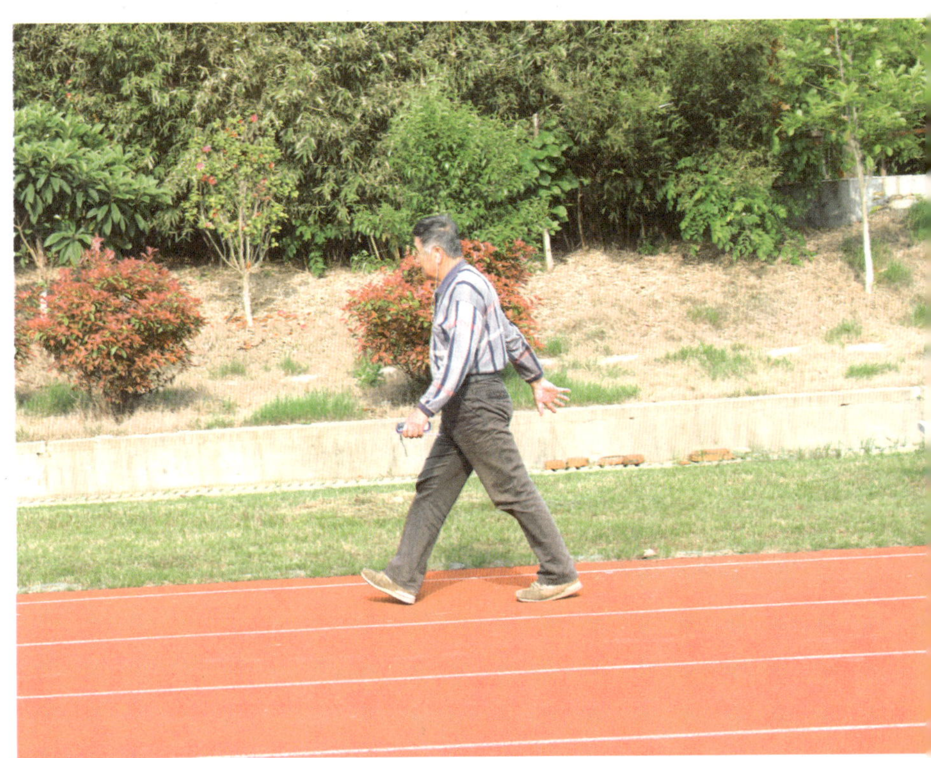

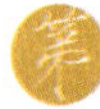
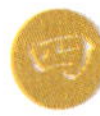
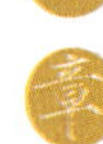

走完，每天坚持锻炼 500 米左右，走的时候一定要注意走路质量，不要走得过快。

注意事项：

身体要保持平稳，不能前倾也不能后仰，两脚左右距离大概 30 厘米，步伐求稳而不求快，手臂动作要与脚步相协调搭配，摆臂要到位有力。

练习力度：

在步伐动作标准的状态下走 300 步。尽量达到 100 米的距离男士用 100 步走完，女士用 115 步走完。

❖ 健身走方法之四——“环手抱颈走”

所谓环手抱颈走，是在健身走的过程中加入手臂带动颈部腰部运动的一种锻炼方法。此种锻炼方法可以有效地预防颈椎、腰椎疾病的发生，也可以缓解长时间坐立而造成的疲惫、颈部腰部疼痛的状况。

健身功能：环手抱颈健身走法对于长期坐立的工作人员有很好的健身作用，尤其是办公室一族，因为大多数办公室工作人员长期处于坐立状态，颈部、腰部经受长期地挤压，而又缺乏运动，长此以往容易形成不同程度的颈椎病，腰椎病。

环手抱颈这种健身走的运动方式，有利于加强肩部肌肉、颈部肌肉以及腰部颈椎部位的锻炼，有利于改善这些部位长期的压缩形态，从而提高这些部位的活力，刺激这些部位的神经、脉络，从而起到预防腰椎、颈椎疾病的发生。

具体操作：

十指交叉合拢，抱着颈部，肩膀处于放松状态，目光注视前方，两肘平伸，向前走的同时左右摆动两肘，向左摆动一次，向右摆动一次，摆动的幅度在 45 度左右，与此同时带动腰部扭动，下身保持前行，上身保持一致，当两肘摆动的同时，腰部也随着摆动。

运动强度：

刚开始时摆动的幅度不要太大，左右各 30 度，健身走的速度不要太快，要保持身体的协调性，后期上身的摆幅可以扩展到 45 度，两脚跨幅适当，90 厘米左右为宜。

小贴士

练习之前一定要进行适当的提前锻炼，尤其是上半身，锻炼前要做 1 分钟左右的扩胸运动，适当地做些颈部、腰部运动。切忌猛烈地进行腰部扭转运动和颈部旋转运动，以免造成肌肉拉伤。刚开始锻炼时会感觉到肩部的酸胀，可以适当放下片刻做个调整，但一定要注意动作的规范性，更要学会坚持。运动贵在坚持，这项运动对长期坐在办公室的工作人员的健康具有良好的保持作用，而我们要想达到保持健康甚至恢复机能的状况，必须不断坚持练习，至少要坚持 2 个月左右的锻炼才会有明显的效果。既然我们练习了，就要坚持下去，这更是为了我们自己的健康。

❖ 健身走方法之五——“一字走”

所谓“一字走”是指在健步走的同时让思想与脚步相一致，达到神形合一的状态，就是提高自己的注意力，聚精会神地走，使所走路线呈现为一条直线的健身方法。一字走法，不仅有利于锻炼身体，而且可以提高人们的专注度，提高思维能力。对于老年人来说，更有利于预防老年痴呆等脑部疾病的频发，有利于缓解脑部提前衰老

等症状。

健身功能：

首先，“一字走”运动可以提高人们的专注度，使人们心神合一，提高人脑与手脚的协调性，提高人们的思维能力。其次，一字走需要高度的专注，因此会调动大脑与神经系统的高速运转，从而起到益脑益身的作用。最后，一字走的锻炼方法，也有助于提高人们的办事能力，提高人们的注意力。因为让每一步都走在固定的轨迹上，确实需要用心去走，这样就会使大脑不停运转，从而提高人们的灵敏度，提高大脑对身体各部位的协调灵活度。

具体操作：

一字走法需要高度集中注意力，在走的过程中要专心致志、聚精会神，控制好双脚的落地点，使落脚点始终保持在一条直线上面。

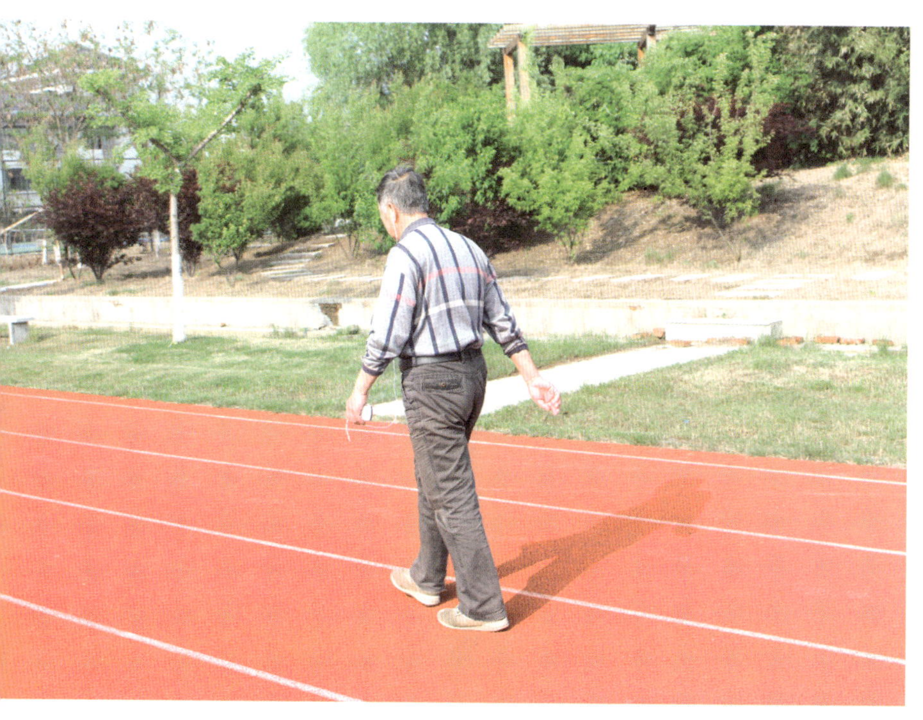

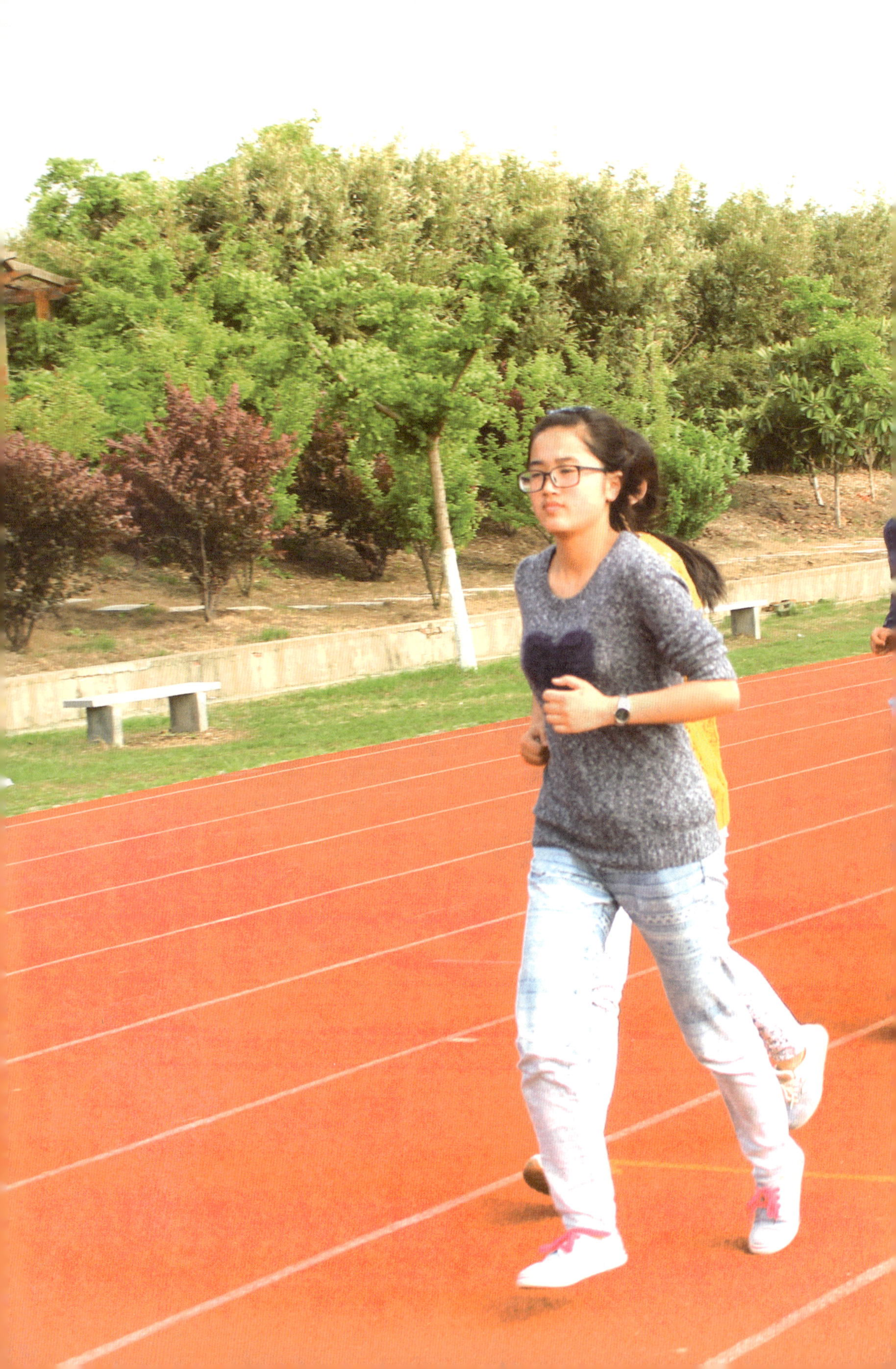

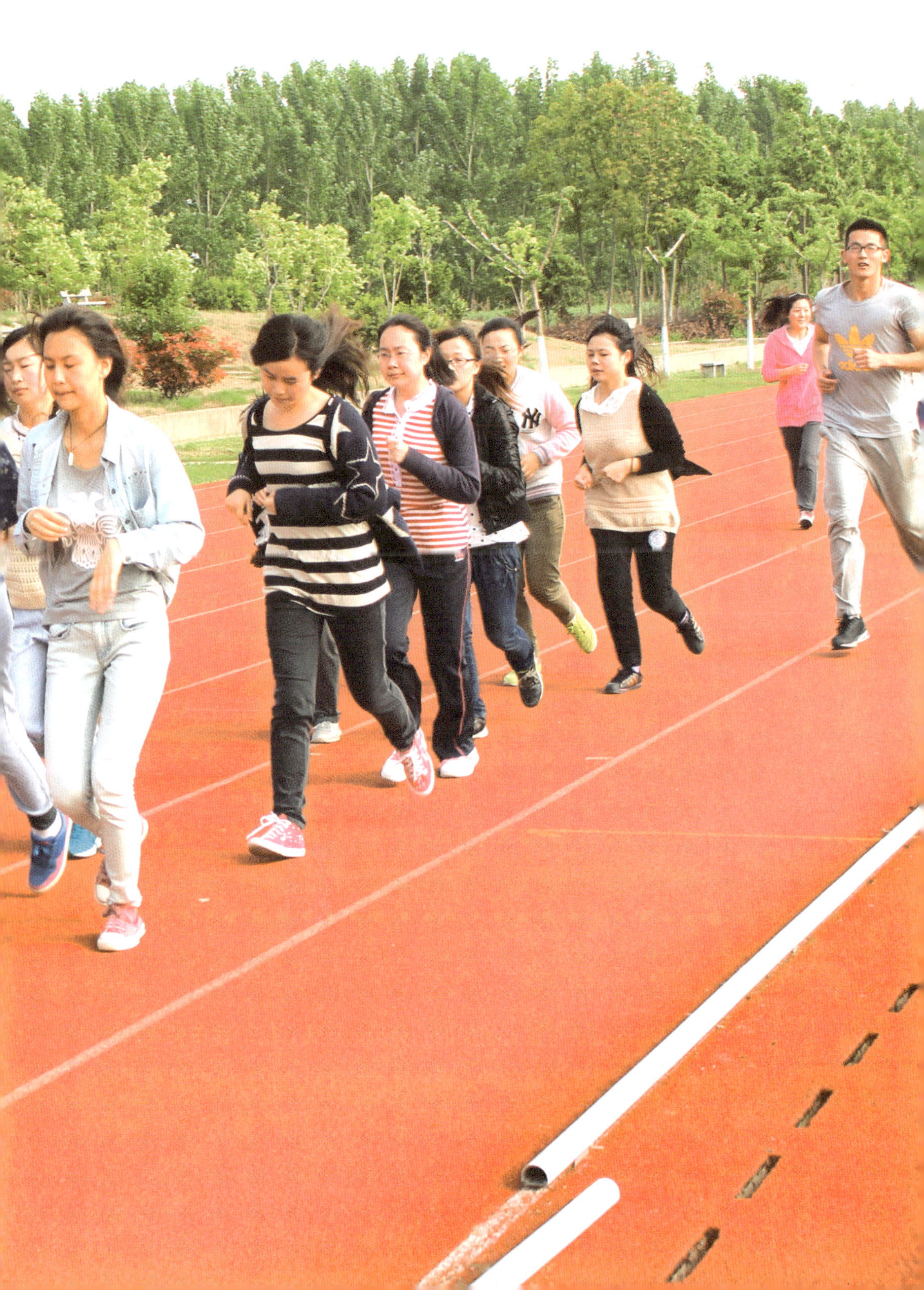

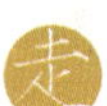

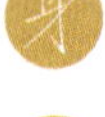

走的时候要注意摆臂、扭腰、动胯，尽量保持身体的平衡性，在保持平衡的前提下向前走。刚开始锻炼时可以通过在自己画的直线上练习或在公路边人行道的边沿进行练习。头部向下倾斜 10 度左右，目光注视前方离脚 1 米左右的距离，慢步向前。

运动强度：

刚开始锻炼时可以进行短距离的锻炼，直线连续走 200 米左右就可以了，后期把握好平衡点，掌握好运动特点后可以对自己的锻炼距离做出调整，一般情况下一个月后就可以扩大到 1000 米左右。

小贴士

在练习中首先要选择好路面，尽量平坦光洁，不要有杂物，以免影响自己的心情，最好是找一个安静的地方比如公园、田间小道或树林下面。训练前先观察周边环境，看好自己选定的路线，以防训练过程中因身体不协调而造成的摔伤、扭伤等状况的发生。尤其注意的是老年人在训练时一定做好自我保护，尽量在平地上练习。前期也可以进行双直线的练习。即走两条直线，具体操作方法是在地面画两条距离相近的直线，两条直线距离在 30 厘米左右，一脚踩一条直线，等练习一段时间后可以换单线练习，即两只脚轮着踩一条直线，慢步向前，刚开始时一定要把握自己重心，不要急于求成，要稳步前进，等练习得非常熟练后可以在马路边或公园里的路沿进行练习，但一定注意安全，最好是在家人或朋友的陪同下进行练习。

❖ 健身走方法之六——“反行运动”

所谓反行是与正走相反的一种运动形式。反行旨在刺激人体的神经系统，激发人体的神经敏感度，经常进行反行练习有利于提高人体的灵敏程度和身体平衡性。我们又可以简单地称它为“反序运动法”。

理论依据：

根据科学的研究，反行运动是人体生命所需，经常倒走运动可以锻炼人体内部的反向运动肌肉，而人体内反向运动的肌肉也最容易被人忽略，也是人体最为薄弱的运动环节，进行倒行运动，不仅可以提高反向运动肌肉的柔韧度，更重要的是有利于抵抗来自外界猛烈的冲撞或剧烈的挤压，对身体会起到很好的保护作用，有利于肌肉组织很好地应对外界突发的伤残事故。

锻炼作用：

首先，面对突发事故时有利于减少肌肉的受损程度。其次，倒行运动有利于刺激人体反向神经，从而提高人体反向运动的灵敏程度。最后，倒行运动有利于刺激大脑的兴奋度和紧张度，从而有利于调节人体全身神经的运行状态。

具体操作步骤：

1. 先找一段比较平坦的小路，一般选择公园小径、田间、草地等比较宽阔平坦的路面，距离在 50 米左右。

2. 路段选择后要先健身走一个来回，即正面向前，走过去再走回来，目的是让自己熟悉一下路况，避免在倒行运动中因路面不平或有障碍物而造成不必要的损伤。

3. 在倒行的过程中一定要注意好自己的步伐，重心，尤其要注意倒行时的迈腿方式和倒行速度，向后迈步时一定确保迈出去的脚站稳后再将身体重心后移。

小贴士

1. 倒行时一定注意安全第一，保持好身体的平衡性。

2. 为避免发生风险，倒行的路面尽可能选择在草地、田间、沙土地面进行。

3. 由于老年人身体调节能力有限,所以不建议老年人进行此项锻炼。

4. 倒行时切忌把手放在身后，应当自然地放在身体两侧。

健身跑模式及其操作流程

健身跑是一种以慢跑和快走为目的的健身运动。它是一种比较简单的运动方式，不受年龄、时间、地点、场地以及性别的限制，人们可以根据自己的情况进行锻炼。它和竞技长跑不同，是一种有氧运动，坚持长期锻炼对人体健康非常有益。

健身跑的运动特点是：慢、长、远，即速度要慢、距离要远、时间要长。

理论依据：

健身跑不仅有利于提高人体对疾病的抵御能力，而且有利于刺激人体血液循环，从而加速人体新陈代谢。健身跑慢的特点使运动强度在心脏的承受范围之内，有利于维护心脏的健康运行，从而起到保护心脏的作用。经常进行健身跑的人，脉搏跳动可以降低到60~66 次，比一般的人要低 10~18 次。

整体流程：

1. 健身跑的过程中要注意呼吸方式，一定要自然而且规律，最好的方式是鼻子吸气的同时嘴巴微张，与鼻子共同承担起吸气的任务，这样可以最大幅度地补给体内缺乏的氧气，排除体内的二氧化碳气体。在呼吸的过程中要稳缓，不能急促，不影响正常说话。

2. 步伐轻盈而且有弹性，两脚掌着地时比较有柔性，重心比较稳，身体起伏幅度小，步幅小而有力，全身协调性比较好，方向感强，一般称直线前行。

3. 健身跑锻炼时一般要求穿比较宽松的衣服，以运动衣运动鞋为宜，这样不仅在锻炼过程中不会伤害到身体而且有利于自由活动，方便锻炼。切忌穿紧身的衣服或穿高跟鞋或比较单薄僵硬的鞋子进行锻炼，这样最容易伤到脚。

4. 多数人不注意锻炼前的准备活动，虽然说准备活动比较简单而且不必花费太长时间，但对正式运动却起到热身的作用，能够有效地预防运动过程中不必要的损伤，而且跑前锻炼有利于调动身体各组织的预热，也是让身体有个适应的过程。

5. 健身跑是一个长时间的锻炼，虽然运动强度比较小，运动幅度不大，但在运动后切记不要急切地进行休息，因为人体各机能都

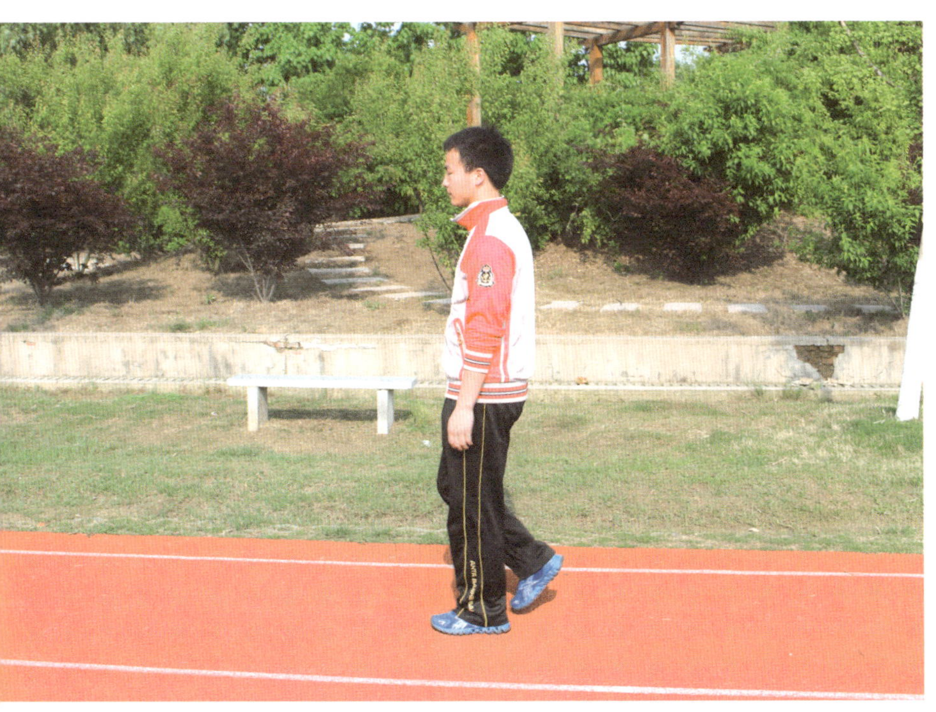

有一个适应的时间段，当身体正处于持续运动的状态下突然停止多少会有些不适应，所以锻炼后要通过一些调整来恢复自己的状态，使身体慢慢放松下来。

具体步骤：

1. 腿部动作要求：

前行的过程中用脚跟着地，然后从脚跟处向前滚动式地与地面接触，前脚与后脚的距离在 20~30 厘米，前脚落地时不要过于明显，凭借弹性迅速向前。后脚往前蹬的同时前腿不要摆动得过高，大小腿的弯曲应该顺其自然，身体重心保持不变。

2. 上身动作要求：

目光前视，手指半握成拳状，头部自然，自然摆动两臂。

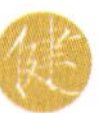

3. 呼吸要求：

一般情况下，跑步的节奏要与呼吸的节奏相一致，通常情况下是两步一吸、两步一呼或三步一吸、三步一呼。呼吸时用嘴和鼻子配合进行，口要微张，舌尖微微顶住上腭。

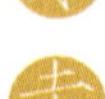

运动强度：

无论什么运动，坚持了都会起到明显的效果，健身跑也不例外。要想达到锻炼身体的作用，就必须有恒久的毅力，不断坚持下去，让健身跑成为我们生活的一部分。每周至少锻炼 3 次，练习强度可以根据自身情况决定，一般情况下青少年每次的练习时间在 25 分钟左右，每周至少 4 次，每次的距离在 3000 米左右；中老年人每次练习时间在 15 分钟左右，每周至少 3 次，每次的距离在 1500 米左右。

每次锻炼时间不少于 20 分钟，跑步时间最好选定在饭后 2 小时后进行，这个时间段锻炼不仅有利于促进消化达到减肥的功效，而且有利于增强体质取得明显效果。

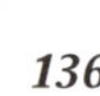

训练原则：

1. 自愿原则。在健身跑的训练当中，我们要坚持自愿自觉的原则，积极主动进行练习。一件事的成功与否不仅取决于外部环境，更在于内在的主动，外因是次要的，在练习中只要我们坚定意志，对于环境因素的影响，像大风、雪、雨等特殊天气我们都要勇敢克服。我们在锻炼中一定充分发挥自己的内因作用，避免懒惰的情况发生，要做就要做好，要做就要做到底。成功就在不远处，坚持就是胜利，加油向前跑。

2. 递增原则。所谓递增原则，是指在运动过程中要把握好运动的强度，要做到循序渐进，在锻炼时必须控制好自己的运动量和运动强度，一般情况下生理方面的反应是以脉搏跳动为主，范围是每分钟 110~160。在此需要注意的是，如果身体的负荷量经常处于一个锻炼水平上，那么对身体机能的刺激就产生不了更大的作用，正常的训练是坚持先刺激后适应再刺激再适应的原则，这样有规律有节奏的练习，就可以达到好的效果，一般情况下练习强度可以分为以下几个等级：

强度	一级	二级	三级	四级
脉搏跳动	110次	120次	140次	160次
时间	60秒	60秒	60秒	60秒
强度百分比	50%	60%	70%	80%

训练方法：

由于每个人的体质、健康状况有所不同，所以在健身跑运动中可以根据自身情况选择不同的训练方法，针对不同人群，主要有以下几种训练方法可供选择。

1. 跑走结合法

所谓跑走结合，是指在跑步的过程中可以和走路练习相结合。

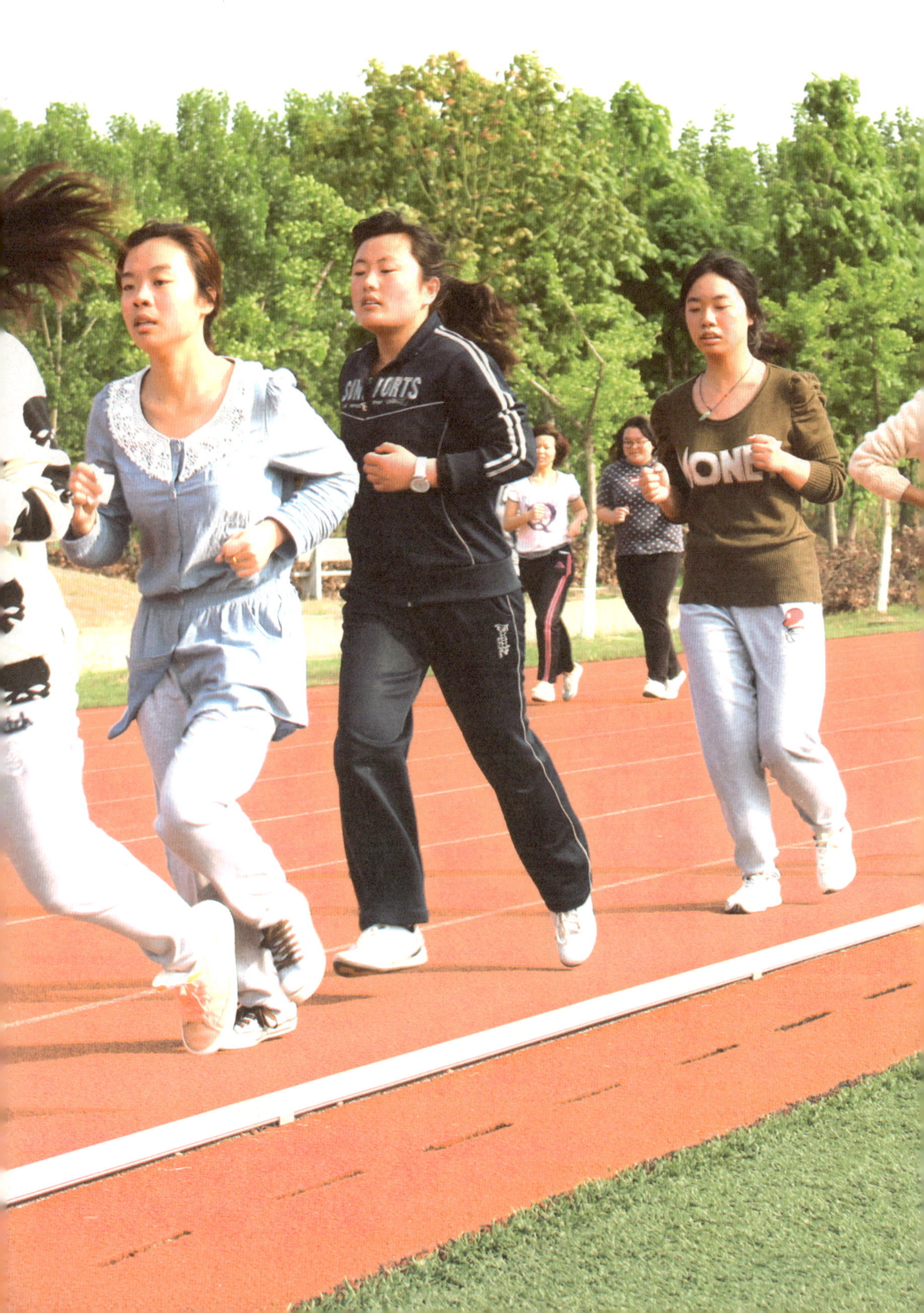

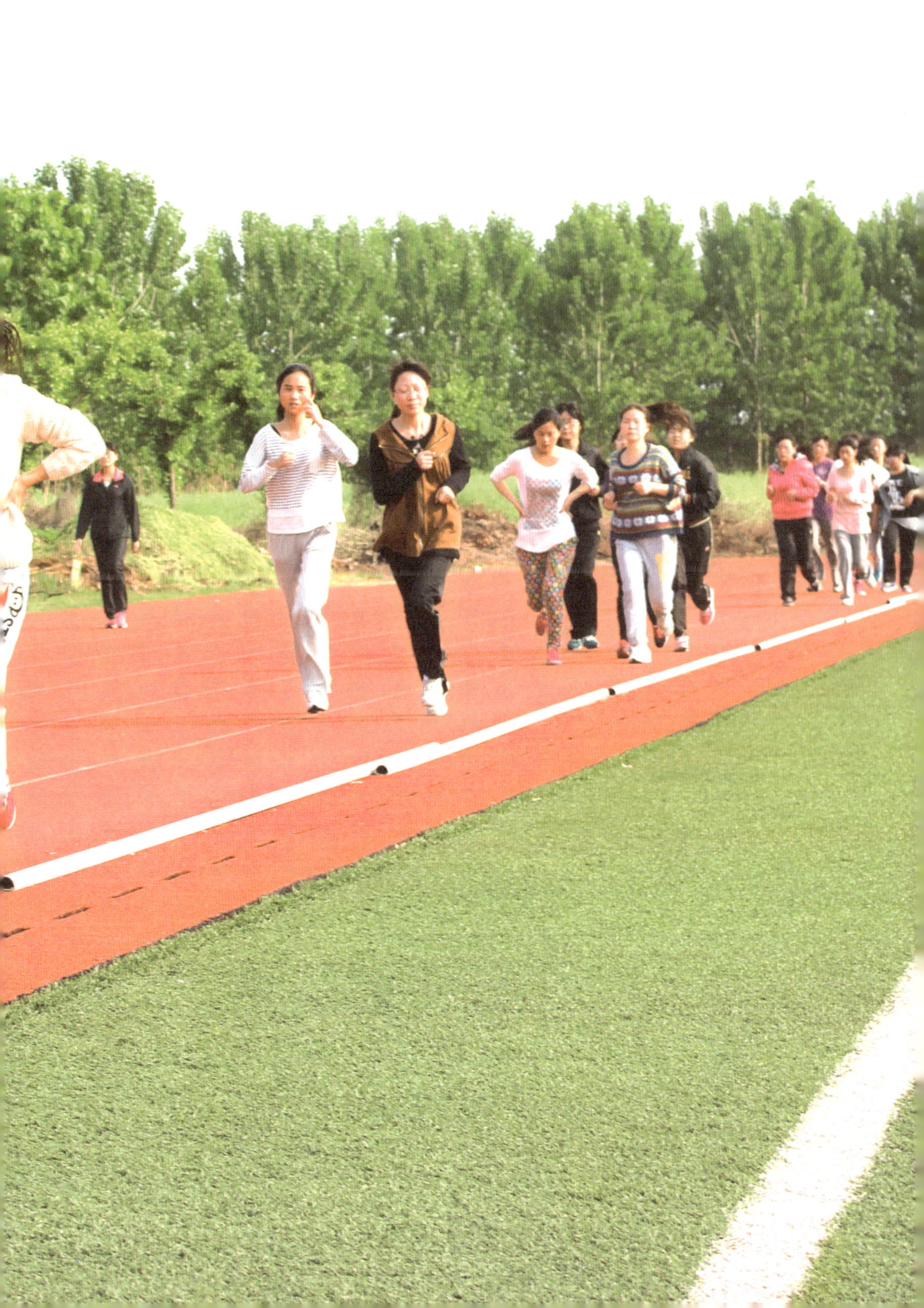

这种方法主要适用于初练者和体质较弱的中老年人。例如，刚开始锻炼时可以先跑 300 米，然后走 100 米，这样反复练习 3~4 次，之后逐步缩小走步的距离，增加跑步的距离就可以了。

2. 定距法

定距法是指给自己规定一定的距离，然后不给自己限定跑步的速度和跑步的时间。这样在锻炼中可以根据自己的健康状况合理调节自己的跑步状态。可以有效地缓解自己的跑步压力，并且可以轻松地朝着自己的目标跑去。

3. 定时法

定时跑就是给自己规定一个跑步时间，不限定跑步距离和跑步速度。应当注意的是，在刚开始锻炼时时间不要规定得太长，初练者一般在 15 分钟左右就行，以后可以根据自己的情况逐步加长。

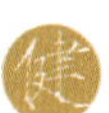

4. 变速法

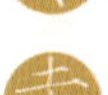

变速法是指在跑的过程中把慢跑和中跑结合起来交替进行。这样在跑步中可以缓解自身体力，达到劳逸结合，有利于很好地完成自己的跑步计划。一般进行变速跑的时候，可以进行 10 分钟的慢跑运动，当感觉身体各方面适应之后，再进行快速跑，一般慢跑的速度是在每秒钟 2 米左右，快跑的速度在每秒钟 5 米左右，这个速度，不同年龄的人群可以根据自己的情况进行调整，只要是比慢跑的速度快一些就可以，这样反复进行几次练习。

5. 重复法

重复法是指给自己规定一段较短的距离，然后进行重复的训练。比如，给自己定一个 500 米的距离，每当跑完一次就进行几分钟的休息，然后接着跑，重复多次。这样可以缓解因连续跑而造成的体力不支、气喘吁吁的现象发生，可以很好地完成锻炼目标。

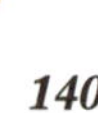

6. 领头法

领头法主要是针对多人的一种练习方法。具体是跑步的全体人员排成一个纵队，然后在跑的过程中，最后面的那名队友从右侧加速向前跑到第一位，成为整队的领跑者，然后以此类推，后面的不断向前。这种方法主要适用于多人练习，有利于增加跑步时的乐趣，提高人们跑步的动力，加强队伍练习的趣味性，可以让人们在娱乐中不知不觉地完成锻炼。在进行领头法健身跑的过程中，一定要控制好整个队伍的速度，不能忽快忽慢，这样才能保证大家的体力，才能有效地保持整个队伍的连贯性，在进行领头法健身跑的过程中，还要注意跑步过程中的安全问题，在进行超越的过程中，可以缓慢地进行，一定要确保超越途中的安全问题。

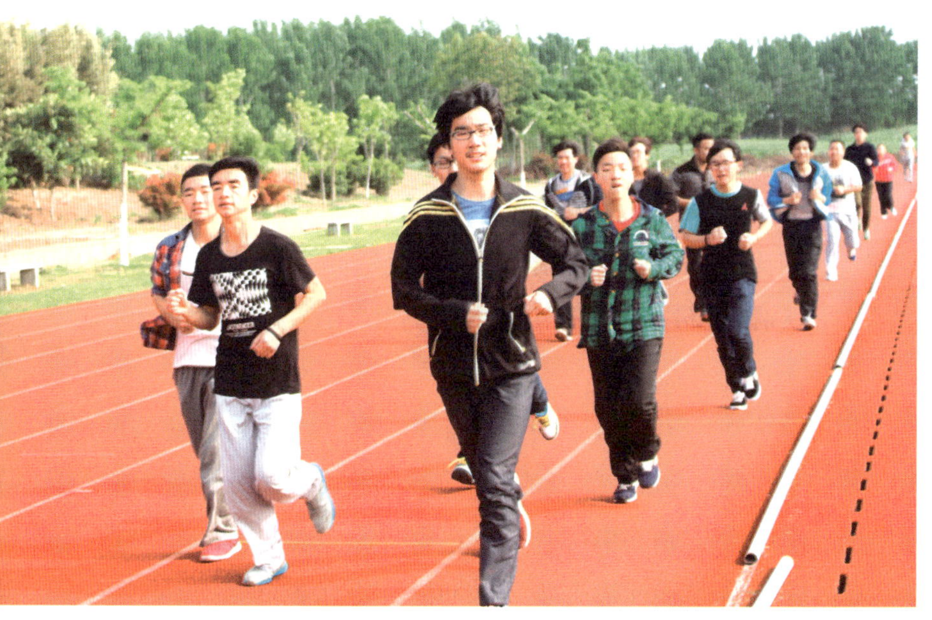

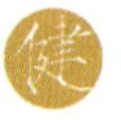
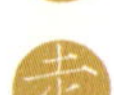
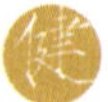
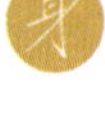

7. 越野法

越野法一般要求在自然环境下进行，要求场地高低起伏，主要是在跑步的过程中可以加入上下坡锻炼，可以随时地变换自己的跑步速度。在进行越野法的练习过程中，我们要注意自身的安全，因为在越野法的训练过程中，需要不断地进行上下坡的练习，会有缓冲的动作，所以在训练过程中要时刻关注运动场地的情况。

小贴士

健身跑过程中最容易出现扭伤脚踝、腿部抽筋、关节痛、腹痛等现象。因此健身跑前一定做好热身运动，如果运动过程中一旦出现这些情况不必惊慌，首先要减慢速度，并用手轻按所伤或所痛部位，其次要深呼吸，轻抚疼痛的部位，这样疼痛就会得到有效缓解。有高血压、冠心病、心脏疾病、肺炎、支气管炎的患者尽量不要参加这项运动；中老年人在参加这项运动前尽可能做个全面检查，患有疾病的最好在医护人员或家人的陪同下进行锻炼；锻炼过程中如果出现心痛、头痛、出冷汗、胸痛的状况应立即停止运动。

8. 抬腿健身跑法

抬腿健身跑法主要适合于青少年或者身体素质比较好些的中年人锻炼，因为这种运动对于身体素质要求比较高，并且难度系数稍微大些。所谓抬腿健身跑就是指在跑步的过程中加入高抬腿的运动。

具体流程：

首先，调节好身体重心，身体保持平稳，在重心平稳的前提下左腿抬起来，大腿的位置要与腰部平行，小腿自然向下。其次，上身手臂要呈现跑步时的姿态，手掌半握拳，紧贴腰部。最后，把左腿放下，右腿开始做同样的动作，与此同时，手臂要做跑步时的动作。

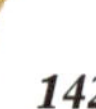

这样反复地往前跑就可以了。当然我们也可以进行原地抬腿健身跑练习，这种动作要求和刚才一样，只是不用再向前跑，在原地锻炼就可以了，也叫原地抬腿跑练习。再次，进行此项锻炼时，自己抬腿的速度可以由慢到快，刚开始可以每秒钟 3 次，等身体适应了可以加快频率，每秒钟 6 次。另外此项运动的锻炼时间不宜过长，距离不宜过长，距离在 200 米就可以了。

注意事项：

首先，要做好准备活动，尤其是腿部肌肉要得到充分的锻炼。其次，在跑步的过程中速度要放慢，抬腿的动作要到位。再次，在训练过程中要保持身体重心的平稳，注意安全。最后，如果锻炼中出现身体不适等现象，应该暂时停止这项运动。检查自己的身体状况，等恢复或者没问题了再进行锻炼。

室内健身走、健身跑

健身走、健身跑运动既可以在室外进行，也可以在室内进行，以上给大家介绍的都是室外运动的方法、步骤及其特点。随着人们生活水平的提高，环境质量的下降，再加上天气的变化不定，很大一部分人选择了在家里锻炼，下面给大家简单介绍几种家庭室内的健身走、健身跑运动，平时繁忙的时候我们在家锻炼就可以了。

❖ 室内健身走、健身跑特点

室内健身走、健身跑锻炼和户外锻炼多少有些区别，主要表现在运动方式不同，运动环境不同，运动的幅度不同，但运动的功能都是一样的，都可以起到强身健体的作用。但进行室内健身走、健身跑的时候一定要注意室内的通风，保持空气的流通性，因为室内

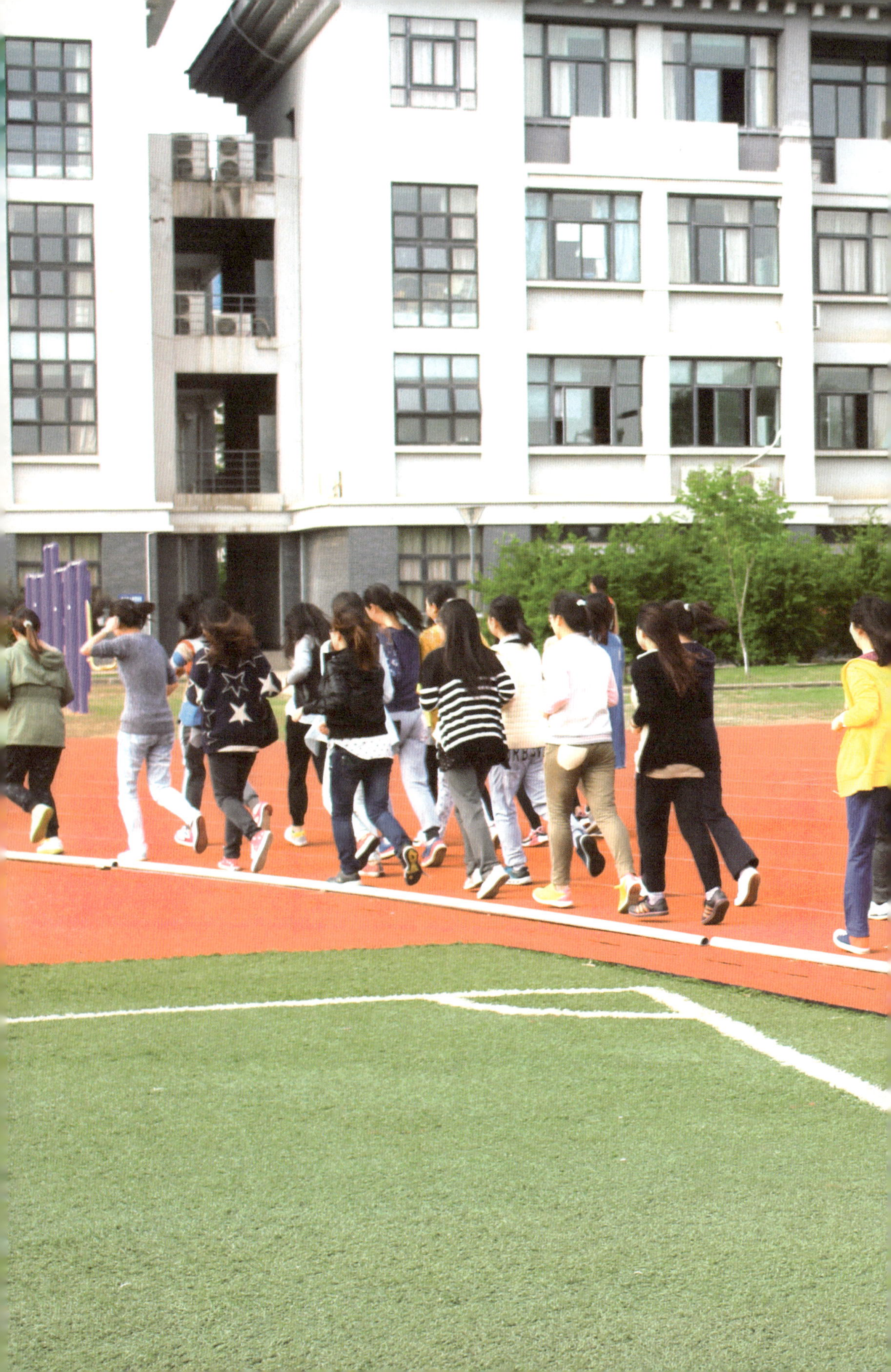

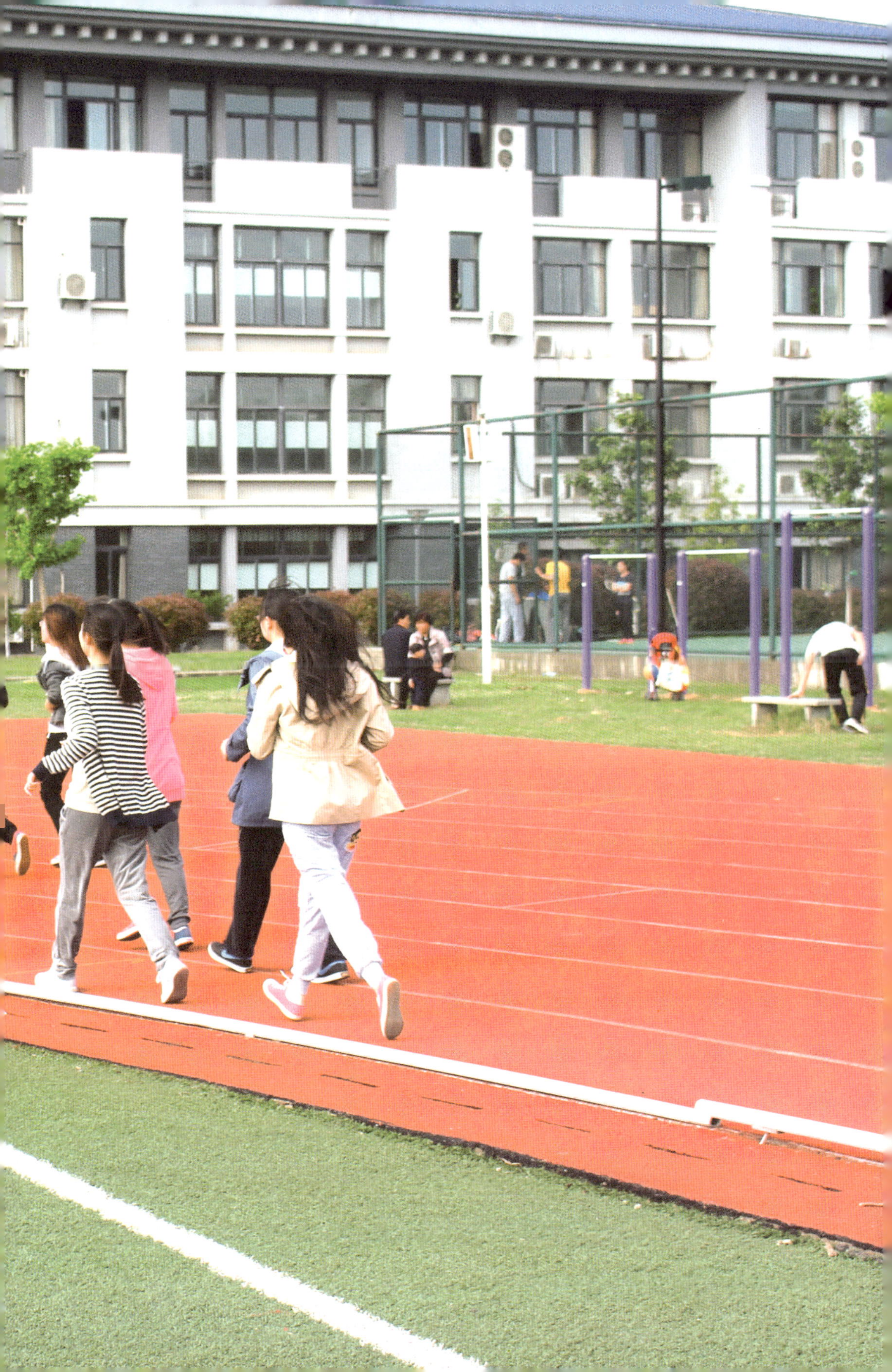

空气流动性比较差，我们进行的锻炼本身就是有氧运动，在运动的过程中需要进行有氧呼吸，所以要保持好室内的通风，还有注意室内的环境卫生，只有在好的环境下进行锻炼，我们才会有一个好的心情，才能达到好的锻炼效果。

❖ 室内健身跑运动类型

1．原地赤足跑

原地赤足跑是指光脚在跑步机上，或者在凸凹不平的跑步垫上以及在自家地毯上进行健身跑的一种健身方法。一般情况下我们可以在家里准备一些专门进行健身练习的跑步垫，这种垫子上面凸凹不平，我们锻炼的时候就像在铺有鹅卵石的地面上锻炼一样。之所以采用赤足锻炼这种方式，是因为我们脚底板上面有我们身体内所有的神经末梢，这些神经末梢和我们的神经系统紧密相连，而我们在进行光脚练习的时候，就会刺激我们脚底板的神经末梢，从而可以刺激全身各处的神经系统，也能起到按摩治疗的功效。在进行赤脚跑步锻炼后，我们最好用热水泡泡脚，这样可以促进足部的血液循环，可以让脚部得到放松，可以缓解脚步疲劳，有利于提高足部的运动效果，可以很好地保护我们的脚，让我们在以后的运动中更加顺利。

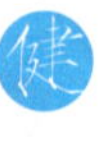

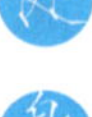
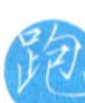

2．旋转健身跑

旋转健身跑是指在跑步的过程中加入旋转动作的一种健身锻炼方式，这种旋转式的锻炼方法，在运动的过程中会加快人体血液循环，加速人体新陈代谢的功能。

具体操作：

首先做好体前热身锻炼，尤其是加强关节处的活动频率；其次，先在原地进行旋转练习，可以逆时针练习五圈再顺时针练习五圈，

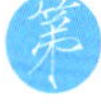

让自己找到一个适合自己的旋转速度和整个过程的操作流程。在旋转的时候要注意匀速旋转，不能忽快忽慢，一般情况下以两秒每转的速度进行就可以。

动作要领：

在健身跑的基础上加入这个旋转动作，刚开始进行这项锻炼时健身跑的速度可以尽量缓慢，可以以每秒一米的速度进行，在 100 米的训练过程中每隔 10 米可以进行一次旋转运动，下次运动可以往相反方向旋转，等适应了这种练习方式以后可以每隔 5 米进行一次旋转运动。

注意事项：

在初次进行旋转运动时，速度要尽可能地放慢，旋转时一定要保持身体的平衡性。旋转的过程中要稳住步伐，转身时可以在原地进行，等旋转动作结束再继续向前运动，在家中练习时最好选择一个比较宽敞的地方进行，这样运动起来也比较自然舒适一点。

3. 逆向健身跑

所谓逆向健身跑就是和平时跑步一样但动作方向相反的一种运动方式。这种运动主要适合小范围的运动，在比较安全的地方进行。首先我们可以给自己选择一段距离，必须确保这段距离是安全的，因为我们在逆向跑的过程中会看不到后面的路况，所以一般适宜于在室内练习，或者多人练习。在这段安全距离内我们可以先来回地进行健身跑运动，对这段距离、这段路面都有个比较熟悉的印象，然后我们再开始进行逆向锻炼。

在进行逆向锻炼的时候，我们要先估算好自己逆向所需要的时间，以及自己跑完这段距离的步伐，做到心中有数，然后我们背对目的地，目视前方，身体挺直，双手的动作和健身跑时一样，半握拳头在腰间摆动，双脚开始以慢跑的速度向后退，同时要摆臂，并对自己跑步距离进行估算，这样反复的练习会让我们的腰肌、腿、腰椎得到充分的锻炼，能够很好地提高身体的抗病能力。

4. 匀速上下登楼健身跑运动

在家里我们可能缺乏比较专业的锻炼器材，但我们可以借助天天上上下下的楼梯作为最好的运动工具，这样不仅可以提高我们身体的活动幅度，而且对我们骨骼、肌肉的训练都有一定好的作用，当然我们在进行锻炼时要注意一定要看准楼梯，每次只踩一节楼梯，如果是 20 节的楼梯，我们反复练习 5 次左右就可以了。长期坚持这种锻炼可以增强肺活量，可以很好地让腿部肌肉得到锻炼，能够把身体多余的脂肪给消耗掉，可以起到强筋健骨的作用。

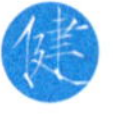
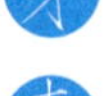
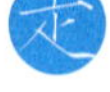
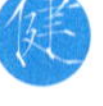

第五章

今天你运动了吗

如何区分健身走和竞走

健身走是一种有氧运动，是大众化的运动，和我们的生活密切相关，也深受广大人民的喜爱，而健身走运动对我们的健康也有非常大的益处，那么我们在健身走运动过程中还会遇到类似健身走的一种运动，或许我们不太明白它是什么运动，和我们现在的运动又有什么不同，我们这种运动是否可以向它们那种转换，在转换的过程中又该注意哪些方面的问题。其实这种相似的运动叫竞走运动，下面我将从不同的角度分析健身走运动与它的异同点，我们在健身走的过程中应该注意哪些问题。

❖ 两者含义不同，历史来源不同

健身走是一种大众化的有氧运动，它与我们的生活密切相关，也比较贴近我们的日常生活。而竞走是一种以比赛为目的的运动项目；健身走对于锻炼方面没有严格的要求，老少皆宜，而且运动过程比较轻松自如，主要以锻炼身体为目的的长期运动，而竞走有专门的规章制度，有专门的比赛要求，它是以比赛为目的的健身运动，并不是所有人都适合参加的。另外健身走是由实践和理论结合起来而形成的。而竞走主要是1867年从英国的一次竞走比赛发展而来的。

❖ 两者运动方式不同

健身走运动，对于速度上的要求可以根据自身情况决定，健身的时间也可以进行调整，而健身的运动形式也是多种多样的，我们可以根据自身情况选择适合自己的锻炼方式，而竞走只有一种走路模式，而且越快越好，它的动作要求当一条腿成为支撑的时候，中

间必须要伸直，而且每一次的跨步必须做到，向外摆动的时候两只脚不能出现同时悬空的状况，这其实也是竞走与健身走的主要区别。

❖ 两者技术要求不同

首先，竞走要求步伐宽大、速度快，频率高，注重实效，而健身走则强调稳、缓慢、注重锻炼效果。其次，竞走强调动作节奏感强、动作规范、双脚不同时离地，注重竞技性，而健身走则注重时间长短、持续性，注重安全。另外，健身走是一项全民健身运动，是适合广大人民群众练习的运动，而竞走是一项专业的比赛项目，需要我们对练习动作、比赛规则都要牢记在心，并且对我们的健康等方面有严格的要求。

❖ 运动速度不同

两者的步伐频率和步伐长度也不相同。竞走是一种比赛活动，所以注重实效性，一般情况下健身走的速度在每小时 5 公里，而一个普通竞走的速度就可以达到健身走速度的两倍。在健身走锻炼过程中，对初练者的要求是每分钟 90~120 步，而竞走者一般可以达到每分钟 170~210 步。在两者的步伐长度方面，竞走每步的距离在 100 厘米左右，健身走的要求是每个步伐的幅度在 70 厘米左右。过大地加大步伐又给我们的肌肉加重紧张度，容易过多地消耗体力，当然从长久意义来说可以很好地增强腿部的肌肉力量。另外竞走每一步的要求是在 0.3 秒左右，这在运动过程中就会加大肌肉的紧张度和加大了放松的困难度，而健身走则可以很好地解决这方面的问题。

当然两者也有很多的相同点，因为两者都属于步行锻炼的一种，两者的相同点主要表现在以下几方面。

1. 两者运动目的都是为了提高人们的健康状况，提高人们的锻炼意识。两者在运动过程中的一些技巧也是相同的，健身走运动和竞走运动都强调运动时的平稳、敏捷，都注重各自锻炼的效果。

2. 两者的健身功能相似。健身走运动和竞走运动都可以促进人体新陈代谢，增强人体的心肺功能，提高人体的免疫功能。

健身走、健身跑五部曲

无论什么样的健身运动，即便是我们平时的跑步，都不是一时半刻就能达到健身的目的，健身需要一个过程，需要一个时间段，只有不断坚持，不断努力，才能达到我们最终的目的，达到我们期望的结果。虽然健身走、健身跑运动没有什么严格的要求，没有什么高难度的动作，没有什么专业的比赛，虽然它只是全民锻炼的一种，是有氧运动的一类，但如果我们要想达到自己期望的锻炼结果，能够提高自己的免疫力，提高自己的健康指数，提高自己的健康水平，能够在社会生活的压力下过得更好，想要让自己始终有一个良好的精神面貌，那么我们就要以健身走、健身跑五部曲为自己的锻炼准则，相信只要按照健身走、健身跑五部曲，我们的愿望、我们的期待都会实现，我们的锻炼也会成为我们精神生活的支撑，那么让我们一起来看看健身走、健身跑五部曲，让我们从今天开始，坚持五部曲，坚持锻炼，让我们的生活充满快乐，让我们的生命充满生机活力。

❖ 健身走、健身跑五部曲之一——自我评测

自我评测就是做好自我身体状况的评测，然后根据自己的健康状况制订一个适合自己的健身计划、健身时间、锻炼强度、锻炼幅度、

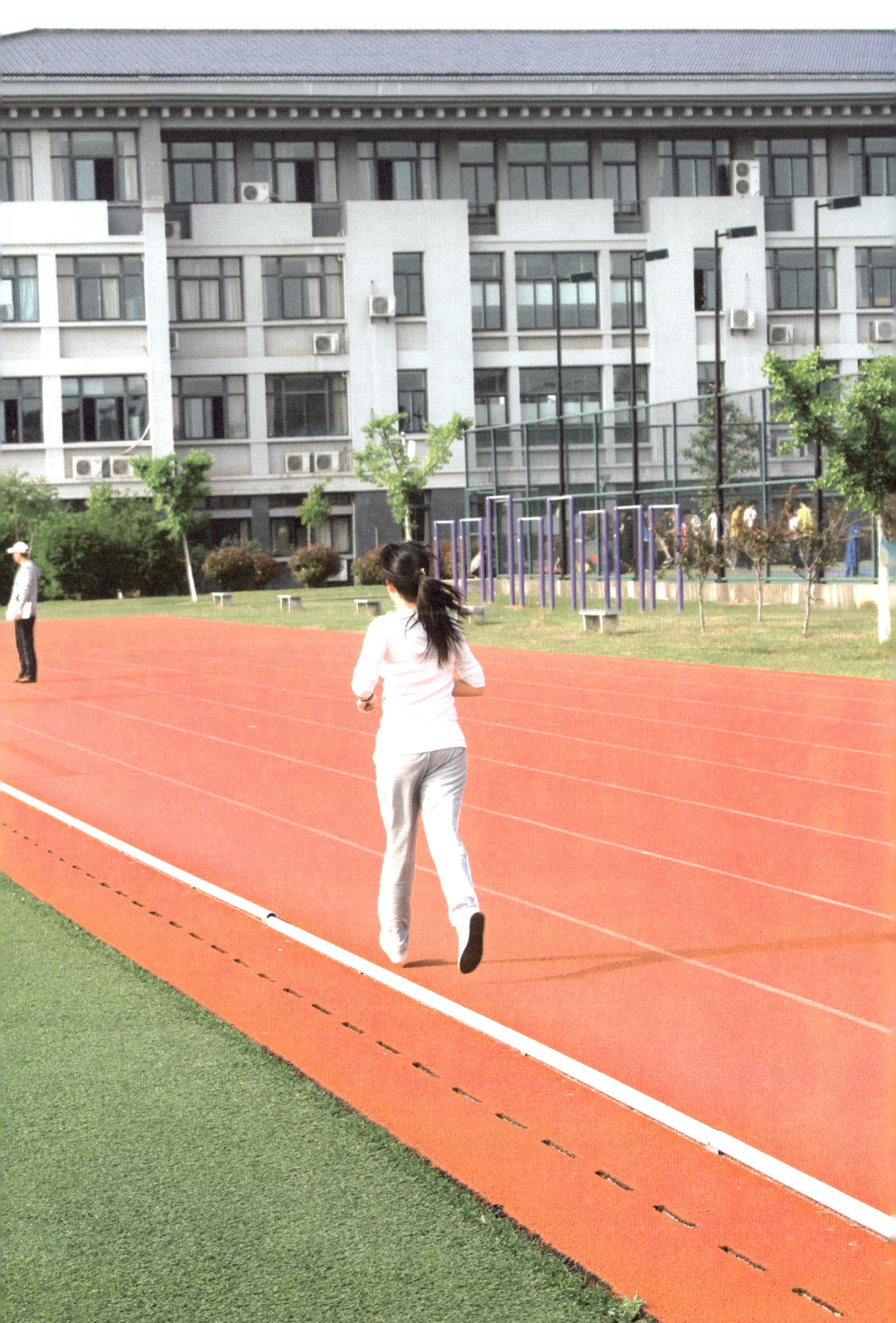

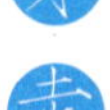

健身周期，对自己做一个适中的健身评测。

首先，在健康方面一定做个全方位的体检，看哪些运动自己可以做，哪些运动自己不能参加，听从医生的建议。健身走、健身跑运动是一种有氧运动，老少皆宜，因此在做完自我评测后，主要就是了解自己的健身幅度，了解自己在健身走、健身跑运动中需要采取哪些安全措施。对于青少年阶段的人群来说，一般情况下都没有什么健康方面的问题，但对中老年人来说，一般情况下会有不同程度的疾病，那么在运动前，就要对自己的健康做个评测，看这些运动是否适合自己，在运动的过程中会不会有什么危险的事情发生，在锻炼前后需要注意哪方面的问题，运动会不会影响到自己的药效等，如果在这方面都没什么问题了，或者自己都清楚在运动中该做好哪些准备后再开始进行下一步的锻炼。

其次，当自己正式开始锻炼时，在锻炼的过程中要对自己的健康状况、自己的运动情况，自己的运动效果做个全方位的评测，看自己在健身走、健身跑运动中是否收到好的锻炼效果。每当根据自己的目标计划进行一段时间的锻炼后，都要对自己的身体健康状况，自己的健身效果进行一次评测，以便在以后的锻炼中更好地把握锻炼强度、锻炼时间、锻炼幅度，这样就会让自己的锻炼收到很好的效果，也会让自己在锻炼中不断得到身体和精神方面的提升。

最后，每一次的锻炼后，尤其是每个锻炼周期结束后，可以去医院再做个全方位的体检，测试下自己的健康状况，了解自己的健身效果，并且根据自己现在的身体状况制订出下一步的健身计划。

❖ 健身走、健身跑五部曲之二——目标

目标即自己的健身计划，自己的健身目的。目标就是动力，无

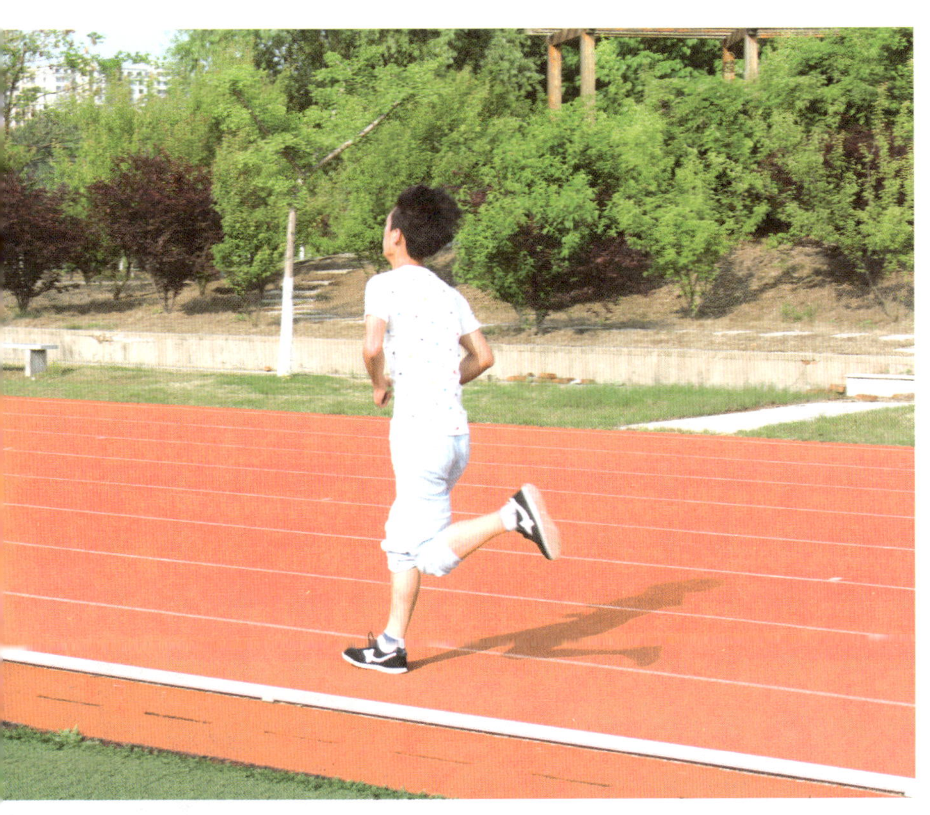

论任何人如果没有自己的奋斗目标，他就不知道自己要做什么，随着时间的流逝，就会发现时光又虚度了。所以我们要制定出自己的目标，尤其是在现在这个繁忙的时代，如果我们没有目标，没有自己具体的计划就会无所事事，就不会去坚持，可能出现今天事明天做的情况。同样对于运动，尤其是这种比较自由的锻炼，完全由自己决定的锻炼计划，我们更应该为自己制定一个健身目标。那么我们在给自己制定目标中，又该如何制定呢，又该考虑哪些因素呢？

首先，建立目标的时候，要明确自己想要的结果。我们是为了锻炼身体，还是为了达到减肥的作用，还是为了改善我们自己的精神面貌，提升自己的气质，或者是为了恢复自己的健康状况，早日从疾病中挣脱出来，恢复健康的身体等。每个人的身体状况不同，工作性质不同，制定的目标也有所不同。如果是青年人，平时工作比较繁忙，压力比较大，没有充足时间进行锻炼，那么可以先给自己制定一个短期的目标：比如，可以先给自己制订一个两个月的健身计划。然后再对两个月进行细分，比如，第一个月的第一周可以锻炼三次，每次锻炼时间为 30 分钟左右，主要进行健身跑运动。第二周可以锻炼四次，每次的锻炼时间在 50 分钟左右，每次的锻炼可以前 30 分钟进行健身跑锻炼，后 20 分钟进行健身走锻炼。后两周可以按照第二周的计划进行。第二个月可以根据第一月的情况做适当的调整，如果身体适应的话，第二个月可以坚持每周五次的锻炼，每次锻炼时间在一小时左右，这样持续到月末就可以。如果在锻炼过程中感觉体力不支，或者运动后感觉影响到自己正常的工作、休

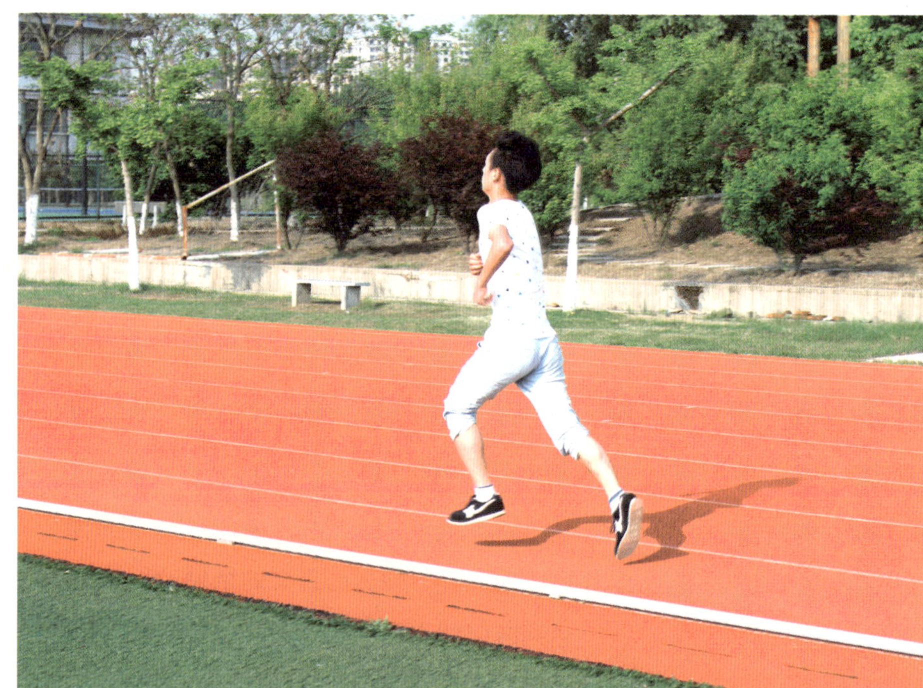

息的话可以适当地减轻运动次数和运动时间。再次就给自己制订一个长期的健身计划，半年或者一年的计划，按照自己第一次调整后的健身计划进行锻炼。

其次，制定了锻炼目标，要按照自己的健身时间、健身程度进行锻炼，不能降低自己的健身要求，或者无缘无故地减少自己每周的锻炼次数，一定要严格要求自己。当然健身前期是比较困难的，因为我们的身体需要适应，但当我们锻炼一段时间后就会慢慢适应，并且会感受到健身的效果。

目标是我们行动的方向，是我们前进的指明灯，是我们迈步向前的动力，所以目标是我们进行锻炼不可或缺的精神支柱，我们要明确自己的目标，让自己的目标清晰，这样我们才能不断前进，为我们的目标奋斗。

❖ 健身走、健身跑五部曲之三——专注、专业、规范

专注是我们对工作、对事情的一种态度，它也决定了我们的工作效率。不管是工作还是运动我们都需要专注，因为只有专注了我们才能做好，只有专注了我们才能把握它们的要点，才能把它们做好,才能达到我们预期的结果。在进行锻炼的时候我们一样需要专注，因为每一种运动都有它的运动特点，每一个运动都有不同的运动模式，只有我们在运动过程中认真去做了，才能起到预期的运动效果，所以在运动中我们依然需要专注，只有专注了，我们的健身运动才会显得更加专业，运动效果才会更加明显。

首先，我们要做好锻炼前的准备工作。锻炼前的准备工作主要包括两方面，第一是穿着方面的准备。运动时所穿的衣服，主要以宽松的衣服为主，最好是穿专门的运动服装；在穿鞋子方面，主要

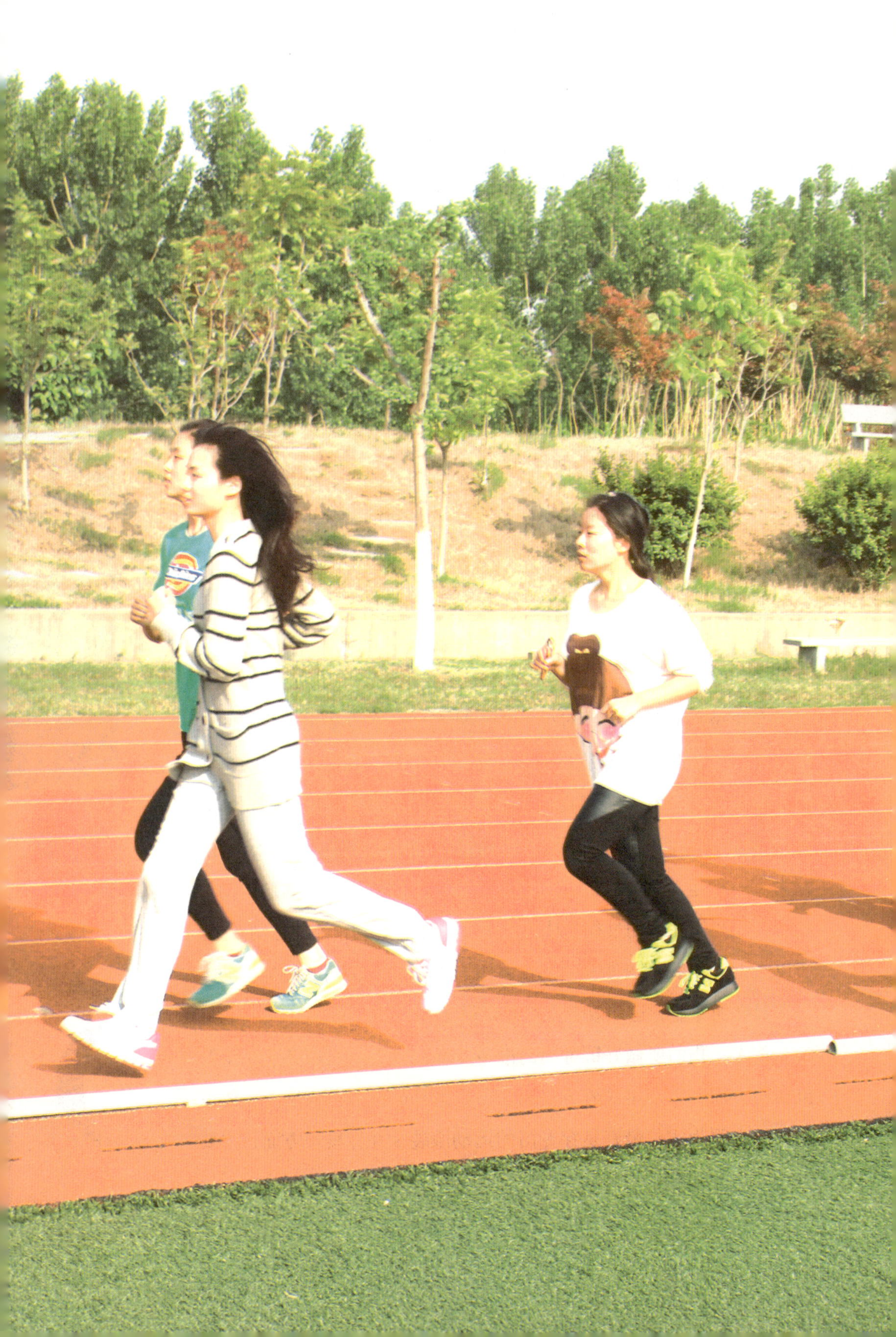

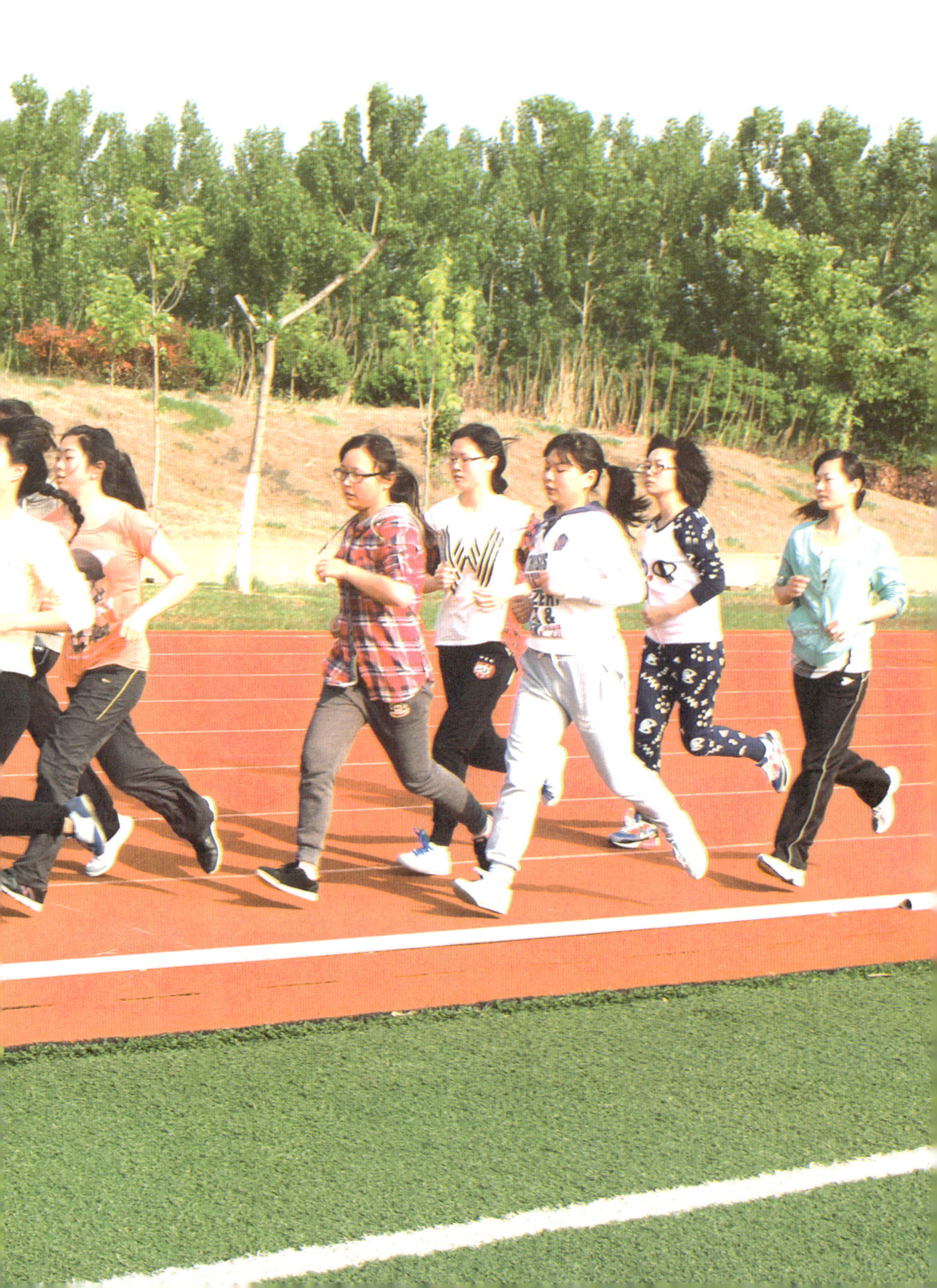

穿一些质地比较柔软、弹性比较好的鞋子，在鞋子方面运动鞋一般比较适宜。第二是运动前的准备工作，运动前要做好提前热身，最好是做全身运动，尤其注重的是对腿部、足部方面的活动。第三是对运动场地的选择，这主要是保障自己在锻炼过程中可以避免健身对身体的伤害，可以让锻炼更有效果，比如，场地方面可以选择一些周围环境比较安静，空气质量比较好，路面比较平坦的地方。

其次，在锻炼过程中要把握好自己的动作要领，每一次的锻炼都要正确地运动。其实我们在进行健身走、健身跑过程中需要注意的动作要领是比较少的，不需要我们花费太多时间专门记忆，在第三章健身走、健身跑的方法、运动模式中都详细介绍了在运动过程中应该注意的运动形式，动作要领，每一个动作都有规范的动作标准、动作准则，以及练习过程中应该注意的事项，每一活动都有所不同，所以我们在选择过程中需要略加区分记忆。只有把握好每一种的运动方式、动作要领，我们的运动才能更好地发挥作用，我们才会在锻炼过程中不断进步，锻炼效果才会更明显。

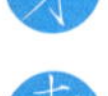

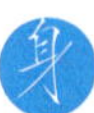

❖ 健身走、健身跑五部曲之四——坚持、恒心

耐力、恒心是我们进行长期锻炼所必备的基本要素，无论我们从事什么样的运动，都要经过长期的锻炼、坚持，只有在不断的坚持努力下，身体各方面的组织系统才能适应我们当前的锻炼。对于健身走、健身跑运动来说更需要我们长期的坚持，长期的努力。在长期的锻炼中我们的肌肉会适应我们日常的锻炼，但我们也许会有这样的感觉，当我们因为受伤或者生病而休息，如果休息一周的话，可能我们再次进行锻炼的话，会感觉身体不太习惯，或有不太适应的地方，需要我们通过几天的调整才能再次像以前一样地锻炼，但

如果我们因为生病或者其他原因一个月没有锻炼，当我们再次回到锻炼中时，会发现如果想回到以前的状态是很困难的，我们甚至需要一周或者更长的时间才能让身体去适应当初的锻炼。锻炼并不是一件困难的事，但如果要想养成一个天天锻炼的习惯对我们来说却是非常不容易，所以坚持锻炼并不是一件容易的事，但一旦养成了这个习惯，对我们而言将会受益终身。

在平时的锻炼中，要克服的基本问题主要是天气问题，也就是自然天气，尤其是冬天，在夏天的时候天气比较暖和，而且天亮得也比较早，所以我们都能早早起来进行锻炼，但到了冬天，一方面天亮得比较晚，而最大的问题是天气特别寒冷，我们甚至起床都不想起，这就对我们的锻炼造成了很大的阻碍，但我们不应该被这些自然天气困扰而停止不前，越是这样的天气对我们来说越是一种挑战，如果我们能够克服自己，那么我们就能战胜一切，当我们真正在冬天进行锻炼时，我们会感到自己又向前迈进了一步，自己又向成功迈进了一步。

在我们进行健身走、健身跑运动中，同样需要坚持，需要有恒心，健身走、健身跑运动对我们的时间、对我们的运动距离都有一定的要求，只有我们每天坚持达到自己制定的目标，健康才会在我们的坚持下得到提升。

❖ 健身走、健身跑五部曲之五——心态、成功

良好的心态是我们成功的基础，那么在运动过程中我们为什么也要具备良好的心态呢，它对我们的运动又会有什么影响呢？下面给大家具体说明健身时的心态问题。

健身走、健身跑需要长期的坚持，只有不断坚持才能取得好的

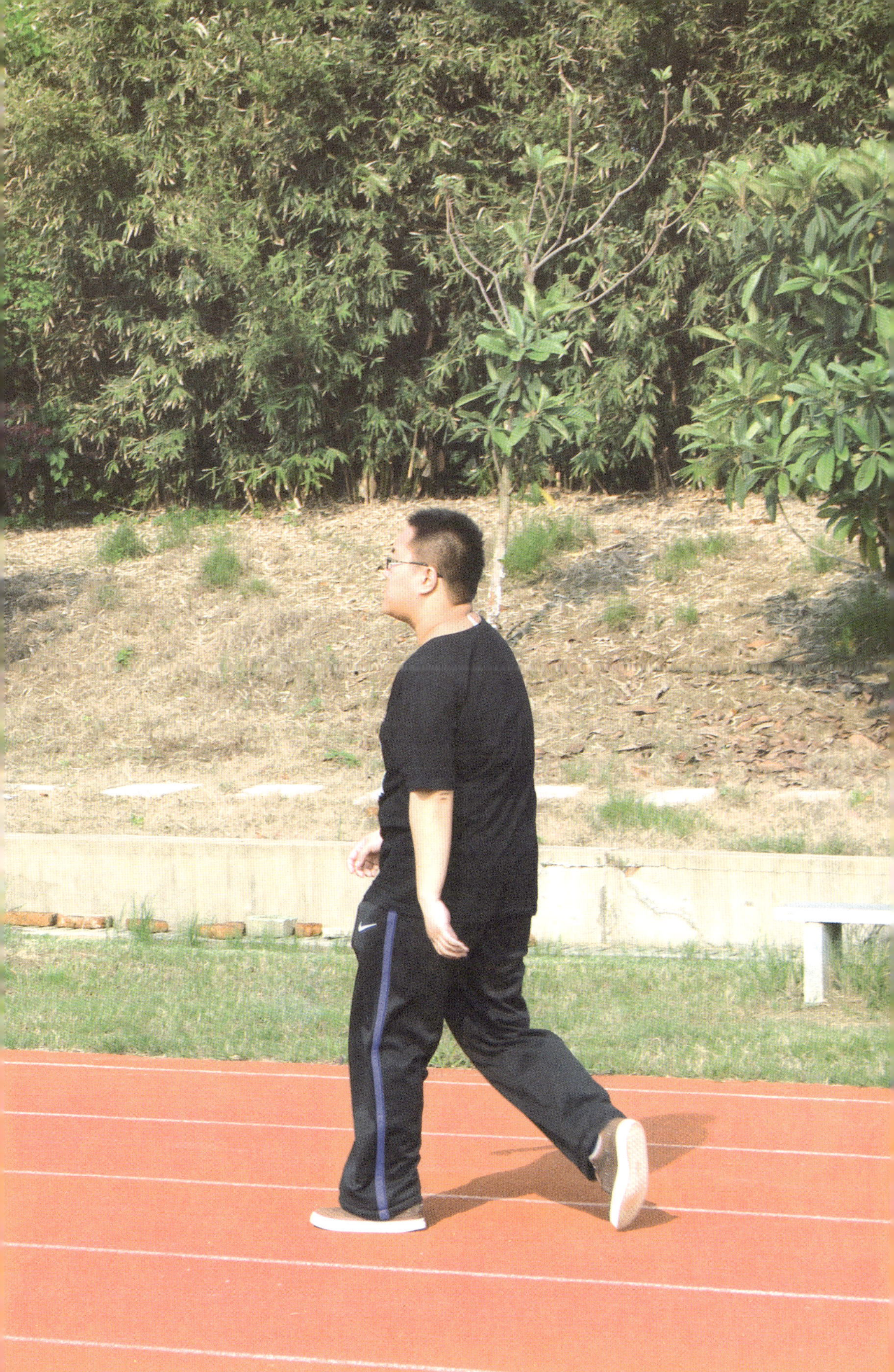

效果。在进行健身走、健身跑锻炼时我们首先要明确自己的健身目标，有句话是这样说的，看目标伤口不痛、看伤口目标不清，其实我们进行健身走、健身跑也是一样的，要让自己有个积极乐观的心态，在向目标奋斗的过程中要明确自己的目标，不能因为一些其他因素而影响到自己的锻炼。

健身走、健身跑是一种有氧运动，在运动过程中我们需要调节好自己的呼吸，调节好呼吸可以有利于我们身体氧气的供应，而如果自己运动时的心态比较浮躁，或者因为什么问题而影响自己的心情时，我们就会在跑步的过程中忽略对呼吸的调整，也会因为心态影响到我们的心情，从而在运动过程中不能使自己的精神集中到锻炼中，影响到自己的运动。这样一方面自己的运动很难达到运动的效果，另一方面，运动过程中也会出现一些问题，会因为注意力不集中而导致一些不必要的伤害，比如，摔伤、扭伤等情况的发生。

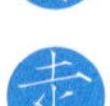

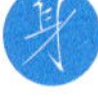

在进行长期的锻炼过程中，我们也要学会增强自己的信心，有了信心我们才会不断坚持下去，这就需要我们在日常练习中，很好地利用我们的健身计划。在我们的健身计划中，每一周期的健身我们都要做一个登记，将自己的健身情况、健身效果、定期的体检结果写到自己的健身计划中，看自己每个周期结束后，有没有达到自己的健身计划，并和自己之前的进行对比，看自己有多大的突破，这样在不断的对比中，就会感受到自己的锻炼成就，从而可以激发自己锻炼的积极性，增强锻炼的信心。

成功离我们很近，成功需要我们付出努力，在健身的道路上我们也许会遇到许多困难，但为了我们的健康，为了我们的幸福，这些困难对我们来说都是微不足道的，所以让我们一起行动起来，为了我们的健康向前跑吧！

健身走，越走越健康

锻炼自古有之，健身走也是从古至今的一种锻炼方式，只不过那时候还没有这个称呼。孔子就特别注意健身，他经常在就餐之后进行小幅度的散步。常言道："饭后走一走，能活九十九。"这其实也反映了广大群众对饭后健身走的一种认可。

小的时候我们经常会从一个地方徒步到另一个地方，当然那个时候并不是为了锻炼身体，是交通工具太少，交通不便利，但我们的身体却非常好，风吹雨淋的根本就没什么事。但随着现代文明的进步，各种交通工具也数不胜数，坐车的人多了，生病的人反倒也多了起来。其实，交通条件改变并不是我们身体不好的充分条件，但的确由于交通条件的改善，我们徒步运动的时间少了，锻炼的机会少了，慢慢地身体机能也就退化了，身体抵抗疾病的能力也就差了。缺乏锻炼才是我们身体大不如前的根本原因，所以现在越来越多的人喜欢步行，因为大家都明白走路对健康有益。那么日常生活中的走路和我们健身走是否相同，又能否起到锻炼身体的作用呢？我们在平时的走路过程中如何才能加强健身作用呢？

❖ 健身走与走路的区别

我们平时的走路和健身走是有所区别的，健身走是通过走路这种形式来实现健身的一种运动模式，它在锻炼方式、锻炼目的、锻炼时间、锻炼次数上都是有要求的，而走路是我们的一种基本本能，如果想要通过平时走路达到健身的效果并非那么容易的。

健身走和平时走路是不一样的，因为平常的走路或者散步是一种幅度很小的运动，虽然也是有氧运动，但它的运动幅度、强度、

力度都比较小，很难达到锻炼的效果。而健身走这种有氧运动是根据自身健康状况，根据不同的环境、季节具体做出的一种锻炼计划，它需要长期坚持、长期锻炼，只有在不断坚持不断训练中才能逐渐达到健身的目的，才可以达到增强免疫力，增加心肺功能，提高身体健康指数等一系列良好效果。

❖ 走路如何可以达到健身走的效果

如果我们想要在平时的走路中达到健身的效果，这并非难事，只要我们在平时走的基础上加上健身走的动作要领，并注意长期坚持也一样可以达到一定的健身效果。那么我们在平时走路过程中又该注意哪些事项呢?

首先，走路不能太随意，应该做到步伐铿锵而且有力，挺胸迈步，尽量地调节呼吸，还有尽可能保持运动时间。一般上班一族没有太多时间锻炼，那么如果上下班的距离不是太远的话，建议我们步行上下班，这样一方面能够很好地缓解上下班时所产生的压力，另一方面也达到了强身健体的作用。

其次，在走路过程中要尽量把步子放大，一般做到行走 100 米走 90 步到 120 步之间就可以，迈步的同时两臂要摆起来，摆臂的时候可以顺其自然地摆，也可以加大摆臂的幅度，可以进行直臂摆动，这种直臂摆也就是臂与地面上下平行的摆，但不能左右摆，因为左右摆不利于胸部的呼吸，影响我们正常的呼吸频率。

再次，健身走形式多种多样，我们可以根据自己的实际情况进行选择，一般情况下年纪比较大或者患有某种疾病的中老年人，可以选择健身走中的慢步走进行锻炼，这种运动强度相对比较小，但需要相对长的时间，一般需要半小时以上的运动，这样才能达到锻炼身体，提高心肺功能的效果。另外健身走也可以达到减肥的作用，如果感觉自己的体重不太称心，那么可以通过健身走这种方法进行减肥，这要求我们要长期坚持，并且每次的健身走运动时间要比一般人长，只有说每次健身走的时间不低于40分钟，这样才能更好地让体内多余的脂肪燃掉。所以减肥也不是一个短期的时间就能解决的，需要我们长期坚持，相信，只要坚持了，就会取得好的结果。

最后，在练习过程中一定注意安全，要尽量避开人群、车辆，最好是环绕着绿地，或者选择羊肠小道，同时在锻炼的过程中尽可能穿平底鞋或运动鞋，走路健身的过程中也要注意路面情况，防止扭伤。还要注意饭后最好休息半小时后再进行锻炼，如果在健身的过程中身体出现不适，应该适当休息，查找原因，等了解后再根据自身情况进行锻炼。

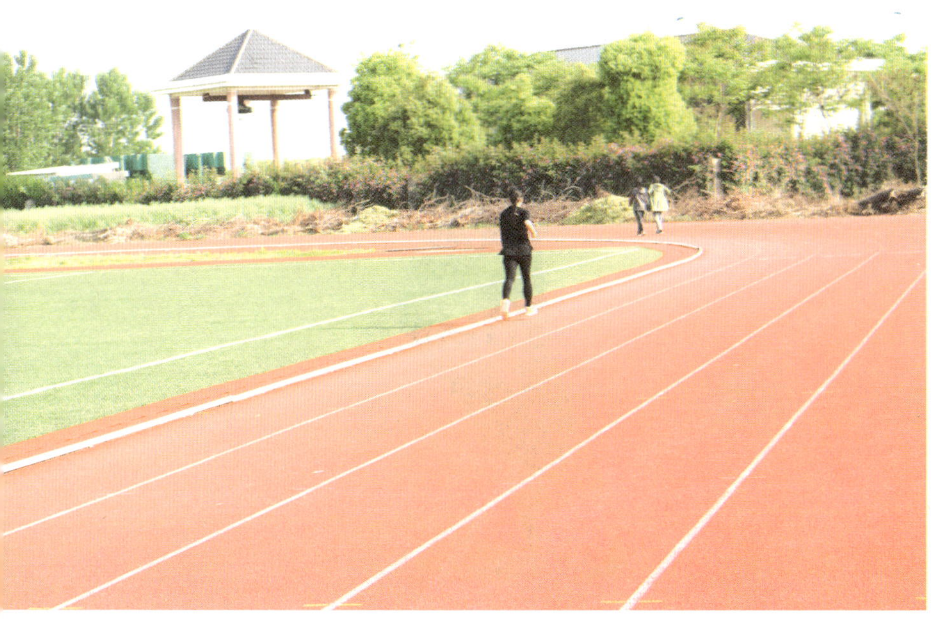

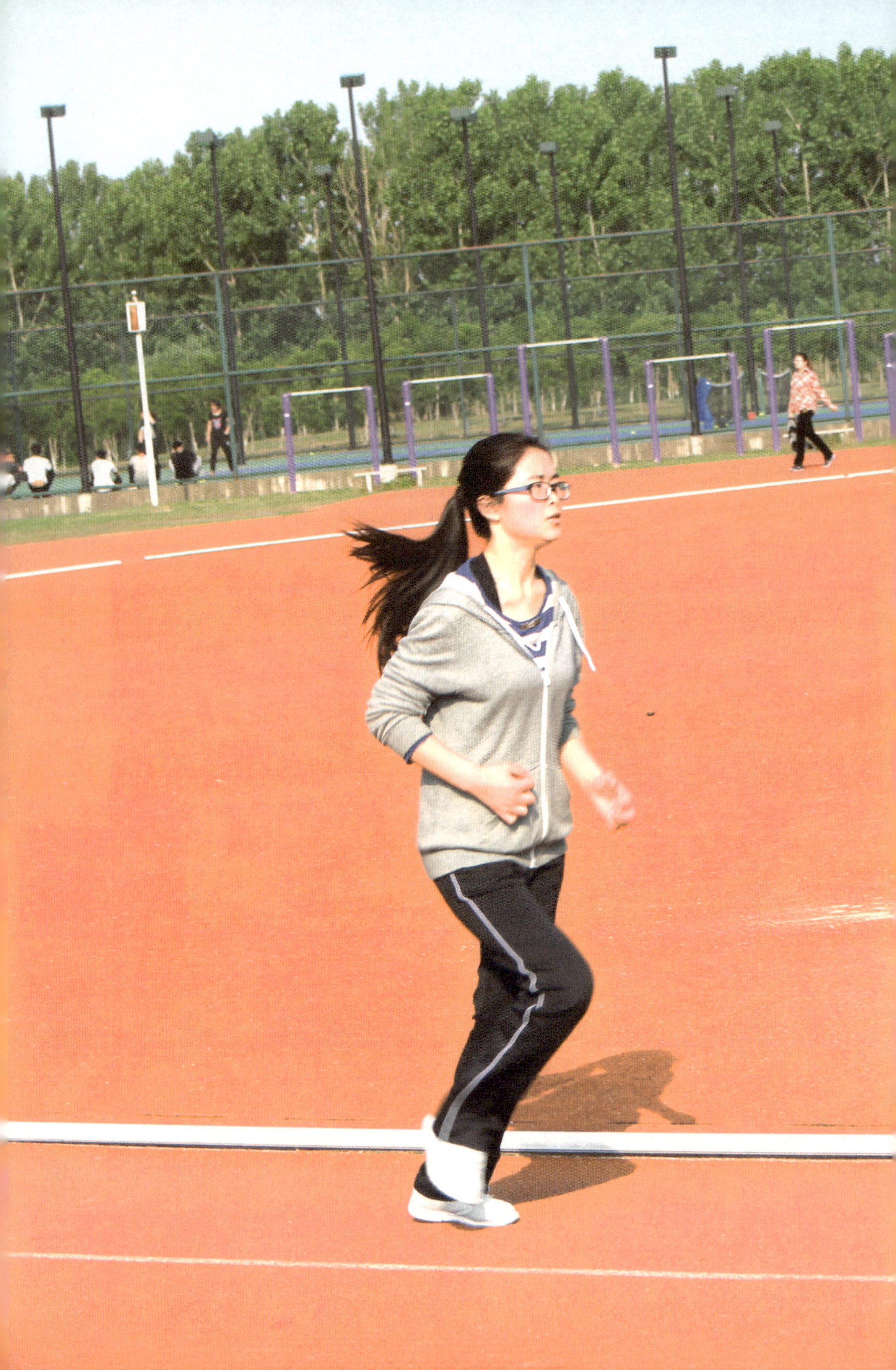

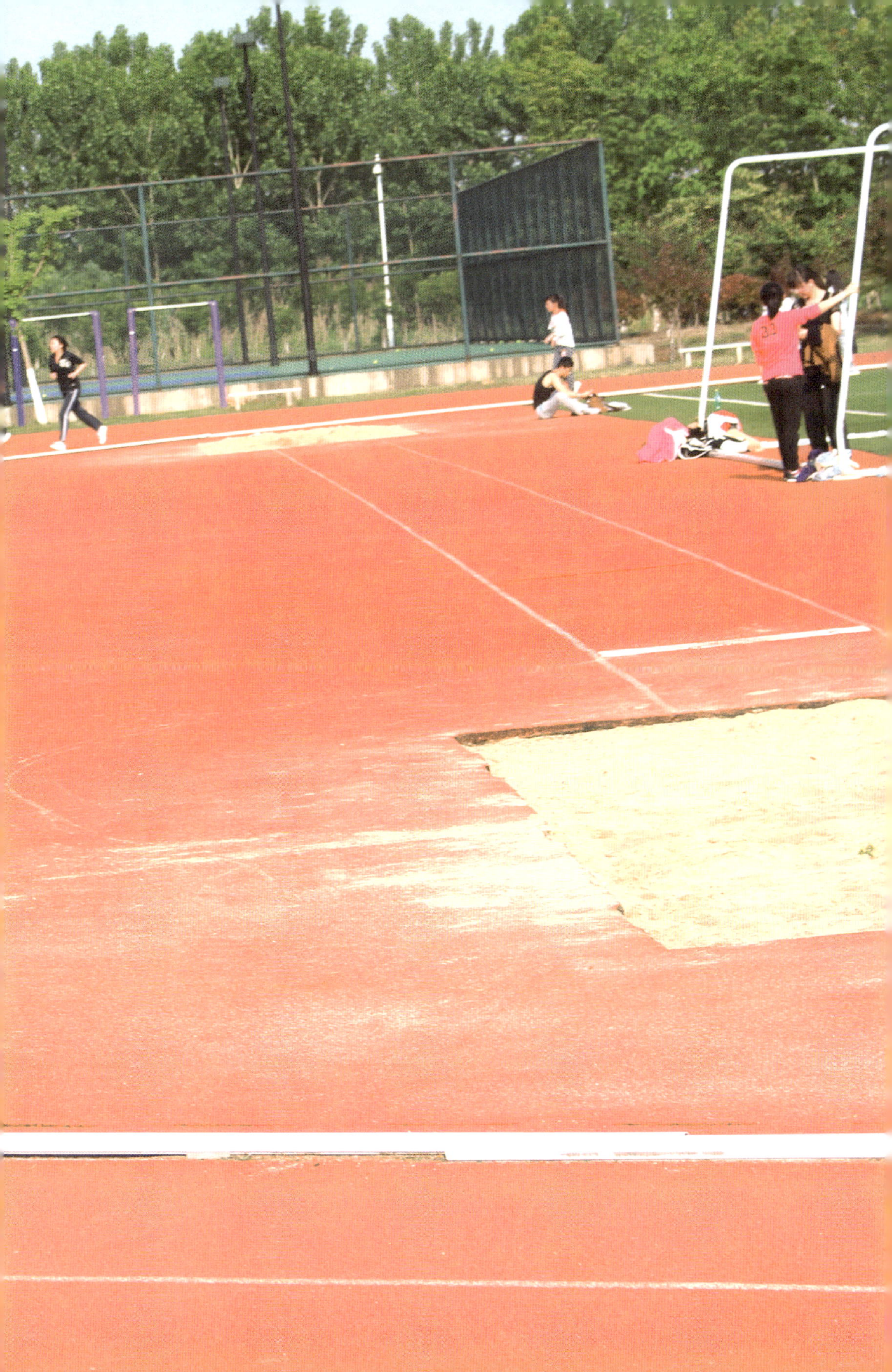

只有不断地坚持，只有不断地努力，只有切身实际的行动，才会让你感受到健身走的魅力，体会到健身走的价值，健身走，越走越健康，让我们一起行动起来，为我们的健康，为我们的幸福，一起向前走！

减肥从健身开始

我们都梦想有个健康、苗条的身材，都希望自己能够健康漂亮，很多体重偏重的人都在为减肥而发愁，其实减肥并不是很困难的事，但是如果真的想达到减肥的效果，我们就必须付出一些努力。有钱人往往通过医疗减肥、吃减肥药、做减肥手术，有时真的可以达到效果，并且立竿见影，但对减肥者来说，对身体是很不利的，它会损害我们正常的组织功能，也会让我们的健康指数下降，其实想要达到减肥的效果并且让身体显得健康自然，最好的方法就是进行健身走、健身跑锻炼。在健身走、健身跑运动中我们注意四个要点就可以了。

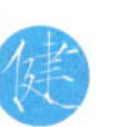

❖ 做好热身运动

做好热身运动是我们都明白的事情，尤其是我们进行健身走、健身跑运动的时候，特别是对腿部、足部的活动。只有我们做好充分的热身运动，腿部才能达到锻炼时的状态，对腿部减肥有很大帮助。有氧运动已为大家详细介绍过，相信大家也明白有氧运动对健康的重要性，也有许多女性朋友会担心这样的事情发生：通过锻炼不仅没有达到减肥的效果，反而自己的腿部肌肉更加健壮了。下面就讲解下怎样做才能让自己真正达到减肥的目的。

我们体内脂肪的燃烧一般是在运动进行半小时后开始的，而我

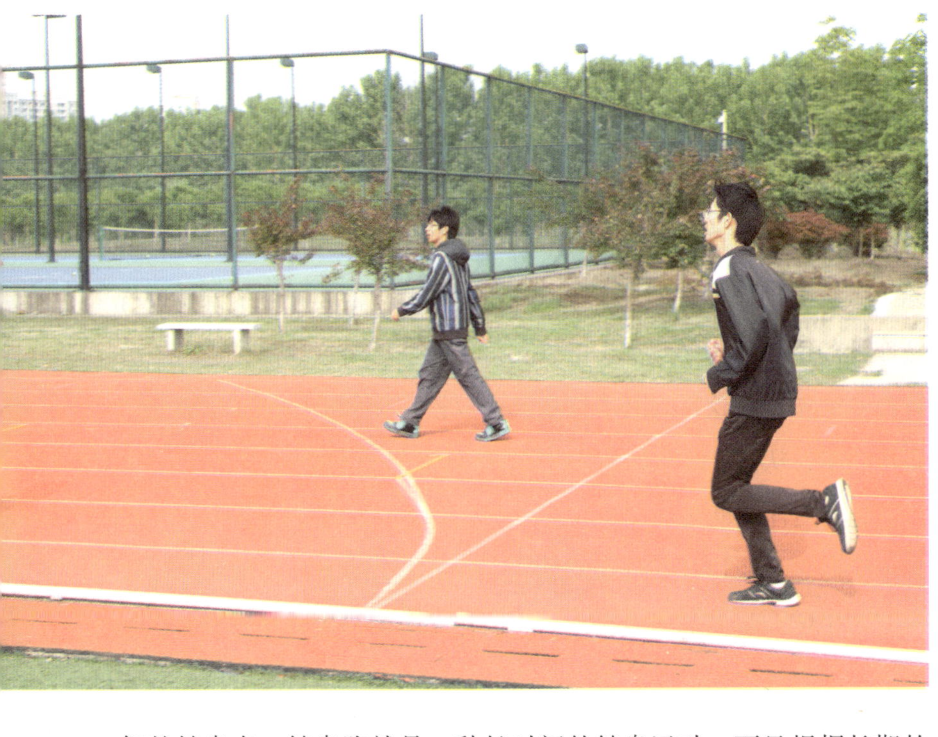

们的健身走、健身跑就是一种长时间的健身运动，而且根据长期的锻炼测试，并不是运动强度越大越好，我们的运动是和我们运动时身体所消耗的热量有关系的，一般情况下运动时间越久所消耗的热量就越多，但我们体内消耗的热量也要有个合适的范围，不是越大越好，一般情况下进行健身走、健身跑运动，每次的运动时间在半小时就可以了，如果时间过长，腿部以及膝盖部位就会产生一定的压力，时间长了，肌肉的增长速度就会加快。所以我们要想达到减肥效果，尤其是对小腿部分的减肥，就应该坚持每天进行健身走、健身跑运动半小时左右，锻炼距离在 3 公里左右就可以，一般情况下这个距离效果更加明显一些。

❖ 健身后局部的拉伸

想要真正地让自己的小腿更加迅速地达到减肥的效果，最好的方法就是在每次进行健身走、健身跑锻炼之后进行腿部的拉伸，腿部拉伸的方法我们可以按照平时的习惯进行拉伸，也可以简单地进行压腿动作的练习，这样反复做个几次就可以了。对于女性而言，除了做腿部的拉伸之外，还可以针对自己感觉需要减肥的部位进行按摩性的锻炼，比如腹部，可以在每次锻炼后对这些部位进行三分钟左右的按摩，这样有利于这些部位放松，有利于加快这些部位的新陈代谢，从而可以更好地加快这些部位脂肪的燃烧。

健身后注意事项：

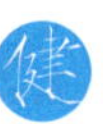

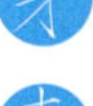

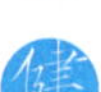

锻炼之后，可以用温水对足部、腿部进行浸泡，这样可以有效地促进足部、腿部的血液循环，我们在浸泡的时候可以适当地放松自己，可以听些音乐，或者喝些茶，在我们浸泡后，还可以用一些乳液对腿部进行按摩，这样不仅可以有效地缓解身体的疲劳，而且可以有效地促进体内的新陈代谢，从而达到瘦身的效果。

四季健身，我们又该注意哪些事项

生命在于运动，通过运动可以不断地提高我们身体的健康指数。而我们的健康又受周围环境的影响，不管是任何运动，只要是在室外进行都会受到气候的影响，同样我们在进行健身走、健身跑的运动过程中也受一年四季天气变化的影响，那么在不同的季节我们在运动的时候又该注意哪些事项，又该如何为我们的健康运动多一份保障呢？下面将从四季的交替变化，四季的气候差异去给你分享四季健身保护法。

❖ 春季健身要“三防”

春天是一个温暖的季节，春暖花开，欣欣向荣，是万物生长的季节，也是我们进行健身锻炼的好季节，一年之计在于春，我们的健康锻炼也要从春天开始。在春天的健身锻炼中我们要做好“三防”工作。所谓三防就是健身运动时要做到防病、防寒、防劳。

1. 防病

防病就是我们在春季运动中防止感染各种易发的疾病，做好自我保护，因为经过一冬的室内活动，我们的身体免疫力都大幅度下降，春天气候多变，再加上这个季节又是各种疾病的高发期，特别是一些传染性疾病，所以我们平时要注意饮食卫生，要保持良好的心情，尤其是要加强锻炼，每天坚持健身走、健身跑运动，因为身体健康了，抵抗力自然就强，得病的概率也就越小，所以春季我们要做好疾病的预防工作。

2. 防寒

众所周知，春天是一个乍暖还寒的季节，天气往往变化多端，有句俗语叫作“春捂秋冻”，其实就是对春天的侧面写照。防寒主要就是告诉我们要做好保暖措施，尤其是我们在进行健身走、健身跑锻炼的时候，虽然说我们最佳的锻炼时间是在下午到晚上这段时间，但我们很多人都是在早上进行锻炼的，因为早上有时间，也有精神，而往往早上这段时间也是气温比较低的，很多运动爱好者就喜欢这个时间起来锻炼，而且只穿短裤、短上衣，这样其实很容易感冒。我们早上起来运动的时候不要穿得太过简陋，最好穿个外套，等热了可以把外套脱掉，等运动结束了休息后再把外套穿上，这样可以有效地预防感冒。

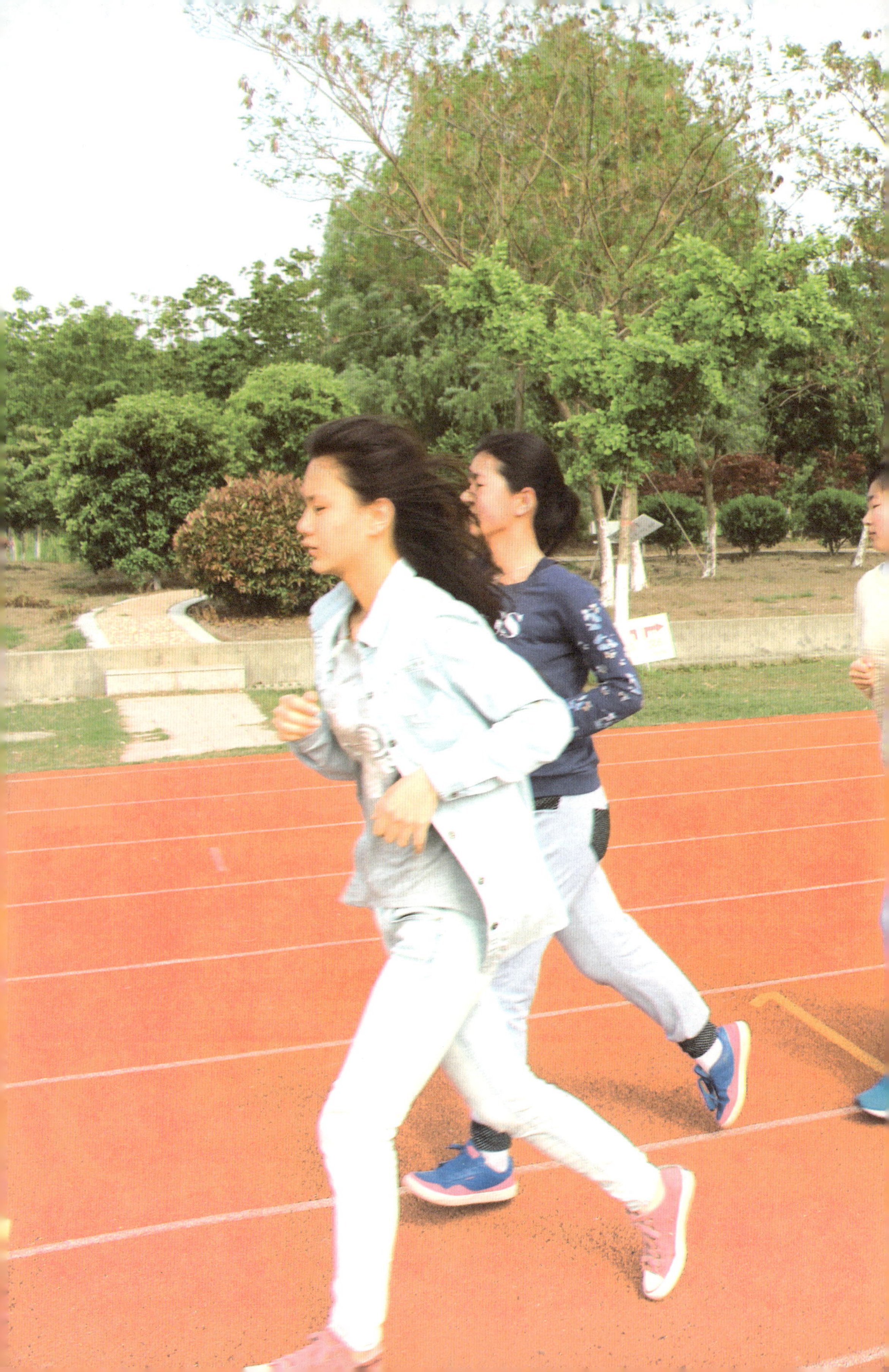

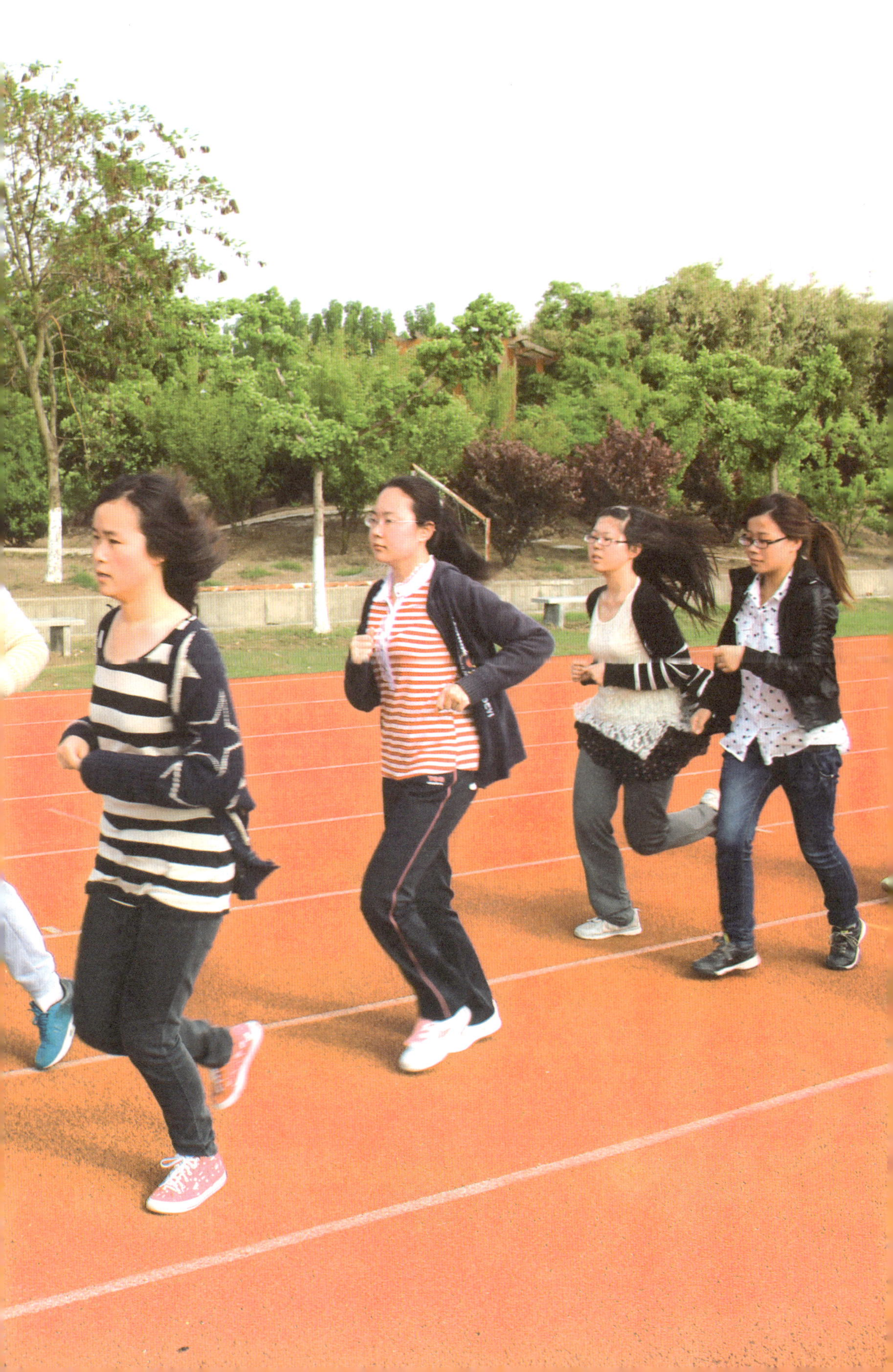

3. 防劳

所谓防劳就是防止过度劳累，尤其是运动方面，不可超幅度地运动，因为春天是我们身体的一个过渡期，刚从冬天的沉睡中苏醒过来，我们在锻炼的时候，要有一个合适的运动量，这样才能使身体逐步适应现在的环境。我们知道过度训练不仅对健康无益，而且还会损害健康，因为超负荷的运动，会导致身体劳累过度，这样各种疾病就会乘虚而入，导致我们生病。过度的运动也会导致心肌梗死、休克、猝死等现象的发生。而我们进行的健身走、健身跑运动是一种比较缓慢的有氧运动，在春天这个季节里还是非常适合的。

❖ 夏季健身重补水

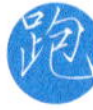

夏季是一个燥热的季节，本身天气就比较炎热，如果再进行锻炼，体内的水分就更少了，所以这个季节要注意补充水分，而且这个季节参加锻炼最好不要参加剧烈的或者运动强度比较大的体育锻炼。除了注意补水之外，夏季我们还要注意合理饮食，坚持适量的运动。

在补水方面，不同的人补水量也是不一样的。尤其注意的是如果气温在 30 摄氏度以上，每一小时进行一次补水，当身体的水分损失达到 2 升以上时，如果补水不够及时，很容易造成缺水虚脱现象，并且如果体内缺失的水分达到人体总水分的四分之一时，就会出现一些不良症状，比如，恶心、头晕、肌肉痉挛等。在补水方面我们应该注意以温开水、矿泉水、凉开水为宜，不要喝过于冰冷的饮料。若运动量小，可以在运动前后各喝一杯水；若运动量比较大、时间比较久，超过一小时以上的可以每半小时喝一次水，每次喝 300 毫升就可以。

在夏季运动中，除了补充水分之外还应该注重营养物质的补充，

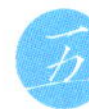

因为我们在进行运动的过程中体内的一些矿物质，比如，钠、锌、钾等元素也会随着汗液排出体外，所以我们运动后要多吃一些蔬菜、水果、蛋、奶类的食物。

❖ 秋季健身需“四防”

健身走、健身跑运动在秋季是非常适宜的一项运动，整个季节，秋高气爽、温度适宜。在这样的季节进行锻炼可以有效地刺激新陈代谢，改善自己的心肺功能，尽管秋季是一个非常适合锻炼的季节，但是我们在秋季锻炼中也要注意做好“四防”工作。所谓秋季四防就是做好防秋燥、防过度运动、防拉伤、防感冒。只有做好这四方面的防护我们才能在秋季运动中让自己身体变得更健康。以下是秋季四防内容，大家要谨记在心。

1. 防秋燥

秋天气温比较温和，但却比较干燥，这个季节运动如果做好预防工作，即便是在干燥的天气下也不会那么容易出现口干舌燥、上火、鼻子出血等秋季症状。做好干燥工作的预防，就要在平常的锻炼中多吃一些润喉润肺的食物，比如，梨、蜂蜜、芝麻等。

2. 防过度运动

秋季是人养精蓄锐的季节，人的精气正处于凝固储蓄阶段，因此这个季节的运动也应当适当控制，运动量不应过大，防止过多出汗。宜进行健身走、健身跑这种比较轻松的运动。

3. 防拉伤

所谓防拉伤主要是指在运动中要预防肌肉组织因过度运动而导致的肌肉拉伤。因为秋季是个凉爽干燥的季节，而这个季节我们身体的各组织器官在气温的影响下会相应地收缩，这就导致我们活动

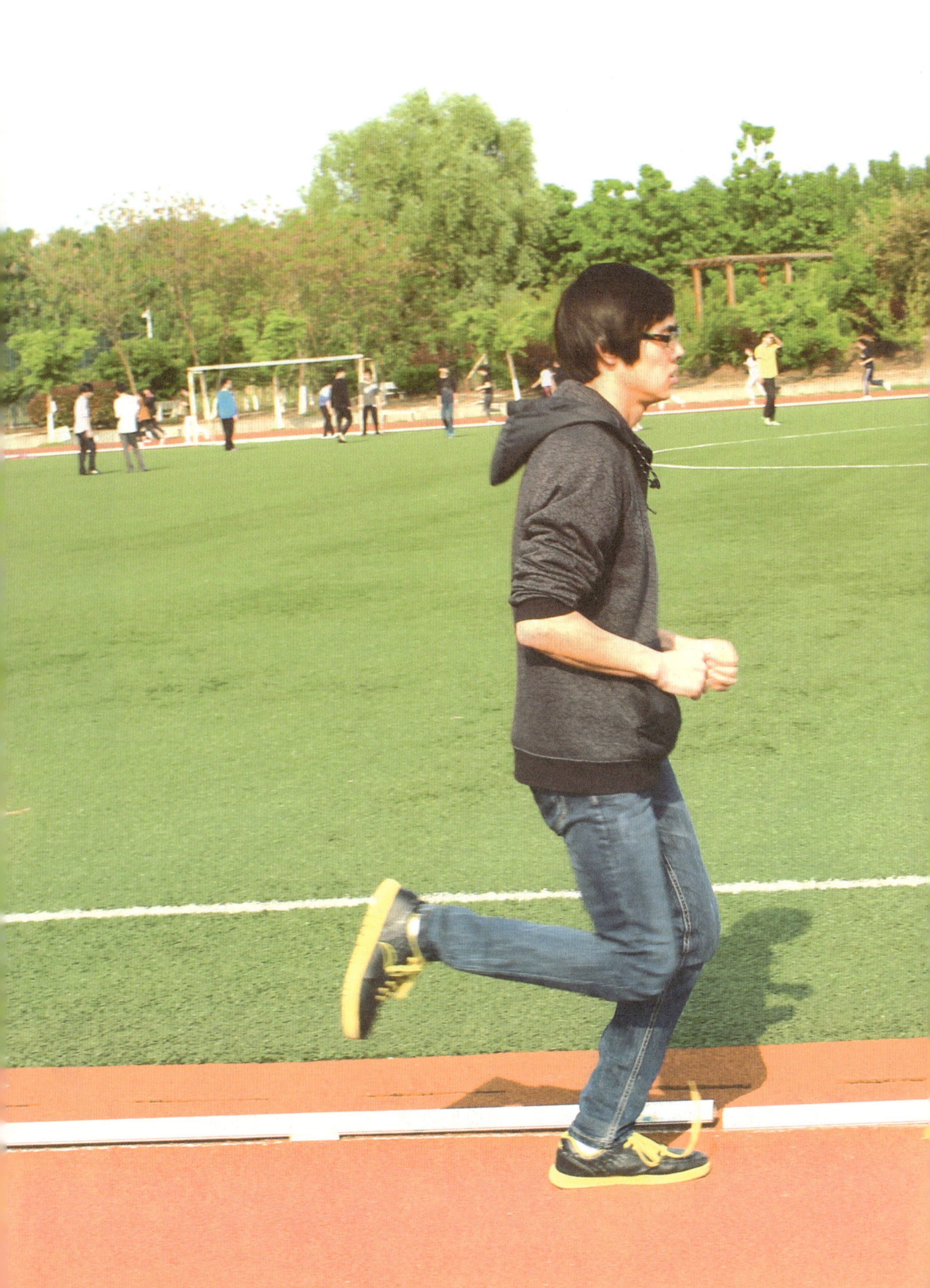

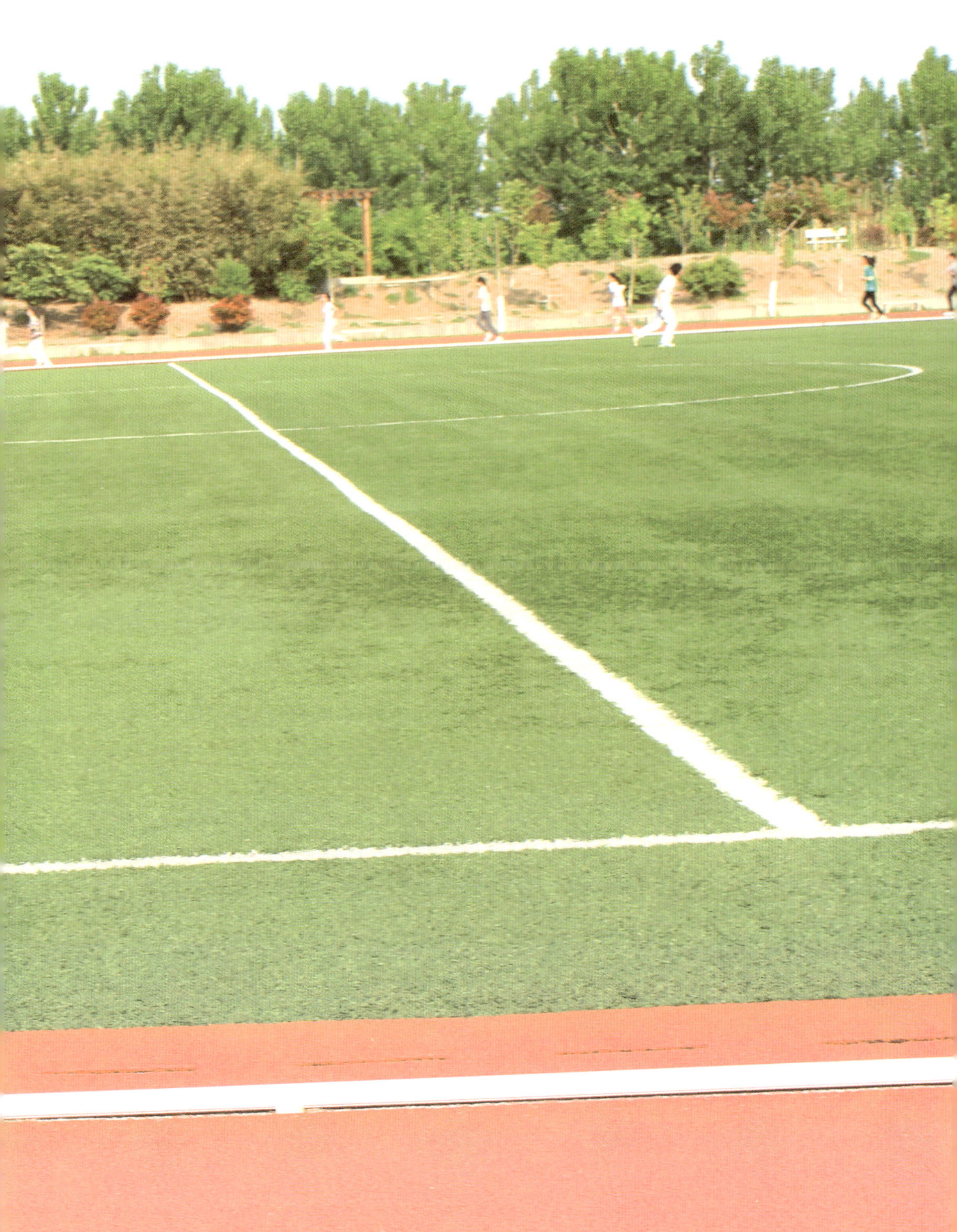

的幅度需要降低，以适应身体的承受幅度。因此在锻炼前我们要充分做好运动前的准备工作，尽量让筋骨都舒展开来，如果锻炼前准备工作不充分，那么在锻炼当中就很容易出现肌肉拉伤、韧带断裂的情况，所以我们要充分地做好预防，保护好我们的身体，以防在秋季运动中出现拉伤这种现象。

4. 防感冒

春、秋都是一个变幻的季节，春天的时候我们需要谨防感冒，同样秋天也要做好感冒预防，主要是我们在清晨进行晨练时要记得不要穿得太薄，跑步前做好热身，跑步后及时把外套穿上。

❖ 冬季运动五注意

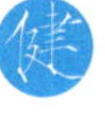

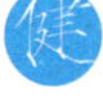

1. 做好热身运动

无论在哪个季节，我们都强调要做好热身运动。从健康方面来讲，准备运动可以适当地提高身体的温度，从而激活身体的运动细胞，可以让我们的身体组织逐渐适应我们锻炼所需要的状态，而且做好热身运动也可以很好地预防在运动过程中出现的肌肉损伤、拉伤等情况。

2. 注意着装

冬季和夏季不同，尤其要注意做好保暖工作。因为运动前后温度都比较低，如果不做好前后的预防工作，很容易感冒，因此在运动前先做好热身运动，然后等身体在运动过程中热了再把外面厚衣服脱掉，当运动结束后，及时地把衣服给穿上，回到家中要及时换洗衣服，做好保暖，避免着凉，避免冻伤。

3. 注意冬季锻炼时间

冬季和夏季不一样，冬季温度比较低，紫外线辐射也比较弱，冬季在阳光下运动比较适合，因为紫外线可以把人体表面的细菌、病毒给杀死，从而达到消毒的作用。而对于青少年来说，冬季在阳光下锻炼可以很好地加强人体的新陈代谢，促进人体对钠、磷、钙等有机元素的吸收，可以促进身体骨骼发育，加快健康增长。身体素质比较好的可以选择在上午进行锻炼或者在下午进行锻炼。而相对于身体素质比较弱的中老年人可以选择在下午进行锻炼，因为下午温度相对比较高，阳光比较暖和，身体各方面都已经活动开来，所以这个时间段对老年人比较适合一些。

4. 注意健身幅度

冬季运动尤其要注意锻炼的力度和强度，冬季应该以有氧锻炼为主，特别是健身走、健身跑运动，在锻炼的过程中要适当地增加锻炼的幅度，主要是运动时间方面，冬季进行健身走、健身跑运动时间可以比夏季运动时间延长 15 分钟左右。

5. 室内运动保持良好通风

冬天受天气或其他因素影响，很多人会选择在室内运动。在室内运动我们一定要做好室内的通风，尤其是我们去健身房运动时，人多空气也比较浑浊，这就容易造成室内氧气不足，空气污浊，在这样的环境中运动，时间久了会出现呼吸不畅、眼花、头昏等现象。因此冬季在进行室内运动时要尽量保持空气的畅通、新鲜。

生命在于运动

❖ 一个月你就会与众不同

今天你运动了吗？如果你还在为自己的健康状况而担忧，如果还为每天的生活而烦恼，如果还在生活中为自己的一些缺点而感叹，

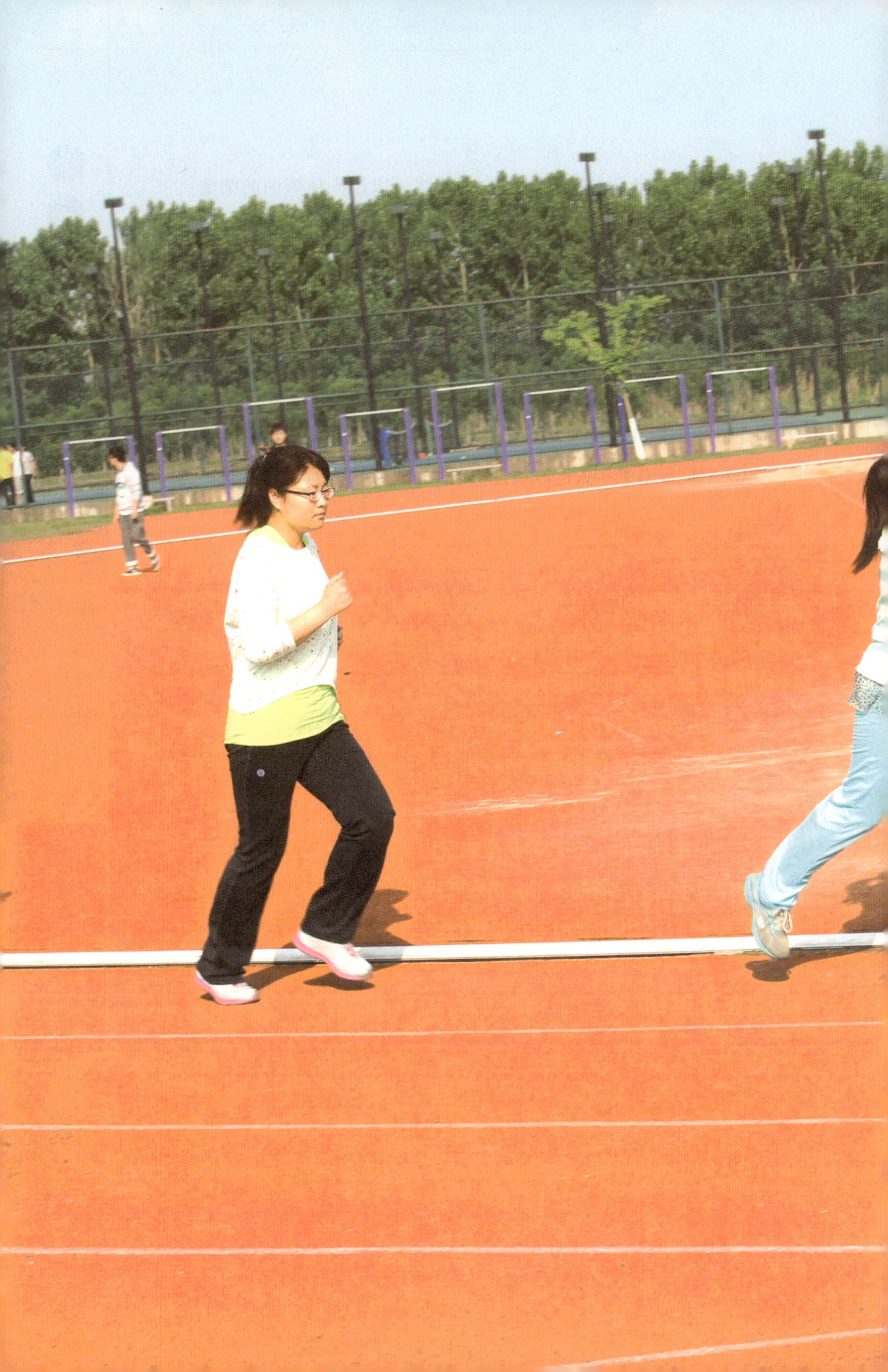

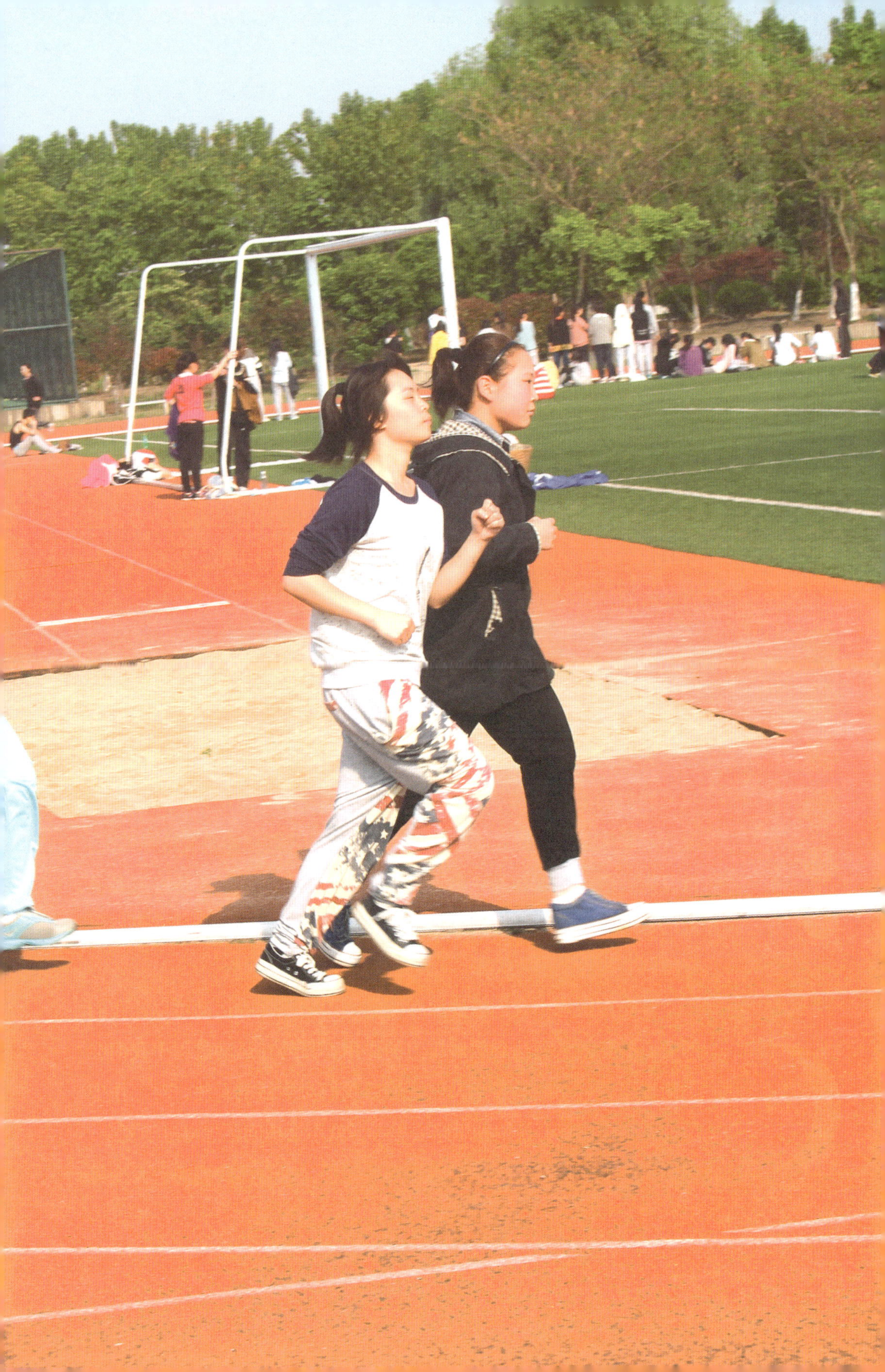

那么就赶紧来参加健身走、健身跑运动吧，在运动过程中，你会得到你想要的，可能只要一个月的时间，就会改变你的健康状况，就会改变你的人生观点，改变你的性格，这一个月，只要你能坚持下去，只要你能深入当中，只要你能克服锻炼中的困难，相信一个月后你就会有所改变。一个人如果要想养成一个好习惯，就需要四周的时间去练习，四周之后就会形成自己的习惯，同样健身走、健身跑不需要你用太多时间，不需要你投入太多精力，也不需要你为之付出太多的心血，它只需要你用心去做，只需要你努力坚持，一个月是个起点，是我们改变自己的起点，如果你想要让自己充满活力，想要自己与众不同，那就赶紧投入这个锻炼活动当中吧，给自己一个月的时间，也许就会从此改变我们的生活。

❖ 锻炼让一天充满活力

每天重复性的工作，我们会感到非常劳累，会感到疲倦，有时会感到烦恼，那么我们又如何改变这种现状呢？其实，工作是一样的，只是我们的心情受到了影响，我们的健康受到了影响，改变这种状况并不是那么困难的，通过健身，通过运动我们就能改变这种情况。健身走、健身跑运动是一种比较适合我们的运动，每天傍晚或者早上的运动，不仅能让我们身体更加健康，最重要的是通过它可以很好地调节我们的精神状态。

首先在锻炼中我们需要深呼吸运动，而深呼吸运动可以让我们的身心放松，从而达到缓解压力的作用，另外在运动过程中我们会不断地坚持、不断地努力，而锻炼后我们对生活的看法，对工作中所遇到的难题都会换一种思路去思考，就不会把问题想得过于复杂，这样我们再投入工作、生活中就变得轻松，也会让我们的一天变得

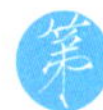

轻松，变得快乐，我们就会感觉到每一天都是轻松自然的，每一天都是充满生机、富有活力的。

❖ 坚持就是胜利

无论做任何事，我们都要去坚持，坚持了都会有结果，不管我们是否成功，不管我们是否收获，但坚持了，就已经成功了一半，当然前提是我们坚持的事情是值得我们坚持的。健身走、健身跑运动同样需要我们坚持，因为它和我们做事一样，我们在锻炼之前也需要给自己定一个目标，我们也需要朝着自己的这个目标去努力，在锻炼的过程中我们也会遇到问题，也会考虑放弃，但只有坚持下去，我们才能看到结果，才能获得我们想要的结果，但前提是我们必须坚持下去。坚持是一种心态，坚持也是一种人生哲理。健身是一个长期的过程，而这个过程需要我们不停地坚持、不停地努力，任何事都有一个结果，而我们所为之付出的努力就会给我们一个结果，这个结果，会在我们努力地坚持下产生。健身走、健身跑我们尚且需要坚持，对待人生我们更要以坚持的生活态度去面对，相信只要坚持了，我们就会获得我们想要的结果。

❖ 美好生活从现在开始

不管理想多么美好，不管未来多么绚丽，我们所能做的就是把握现在，创造未来。在人生的道路中我们很难一帆风顺，我们会遇到各种苦难，会遇到各种坎坷，而我们所能做的不是放弃、不是埋怨，也不是放任自流，我们该做的是找到方法，解决问题，给自己的人生注入新鲜的血液，让自己重新振作起来。美好的生活从现在开始，我们不需要付出太多，我们只需要坚持，坚持每天锻炼，坚持每天给自己一个好的心情，坚持每天半小时的健身走、健身跑锻炼，只要坚持下去，我们首先改变的是自己的心情，其次改变的是自己的身体，心情好了，生活自然就会跟着好，身体好了，我们的生活、工作才会更加得心应手，只有身心健康了，我们对生活才会充满信心，对未来才会充满希望，对人生才会充满期待。别小看一个普普通通的健身走、健身跑锻炼，如果你能坚持下去，相信，你能重新认识到自己，重新焕发自己的魅力。

今天你运动了吗？如果没有运动，赶快加入吧，相信你了解了健身走、健身跑运动之后会发现它的与众不同。健身走、健身跑不需要你付出太多，它只是让那些喜爱运动的人能够有个展现自我的机会，能让那些喜爱运动的人身体更加健康，生活更加美好。就让生活从今天起变得更加丰富多彩，让我们的生命变得更加富有生机吧，让我们一起加入健身走、健身跑运动中，坚定我们的信念，明确我们的目标，相信在运动中我们的生命会变得与众不同，相信我们会在运动中让生活变得更加绚烂缤纷。

图书在版编目（CIP）数据

健身走 健身跑 / 李艳艳编著. -- 长春：吉林文史出版社, 2014.1（2023.6重印）

ISBN 978-7-5472-1914-0

Ⅰ. ①健… Ⅱ. ①李… Ⅲ. ①步行 – 健身运动 – 基本知识②跑 – 健身运动 – 基本知识 Ⅳ. ①R161.1②G822

中国版本图书馆CIP数据核字(2014)第007091号

健身走 健身跑

JIANSHENZOU JIANSHENPAO

出版人 张 强
主 编 南来寒
编 著 李艳艳
责任编辑 王 新
封面设计 袁 野
出版发行 吉林文史出版社
地 址 长春市福祉大路5788号
网 址 www.jlws.com.cn
开 本 720mm × 1000mm 1/16
印 张 12
字 数 100千
印 刷 天津市天玺印务有限公司
版 次 2015年8月第1版 2023年6月第5次印刷
书 号 ISBN 978-7-5472-1914-0
定 价 59.80元